歯だけではない
口の中の乾燥・炎症・痛み・雑菌、唾液の減少、
嚥下障害、睡眠時無呼吸症候群

死ぬまで 元気で楽しく食べられる・話せる 最強の「お口ケア」

南越谷健身会クリニック院長
医学博士　周東 寛

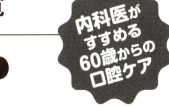

内科医がすすめる 60歳からの口腔ケア

コスモ21

カバーデザイン◆中村　聡
本文イラスト◆宮下やすこ

はじめに

「病は口から入る。災いは口から出る」ということわざがあります。

私は長年、内科医としてたくさんの患者さんを診療してきましたが、このことわざは現代医学から見ても真実であると感じています。

たしかに、口の中の変化は体の中で起こる病気とつながっているからです。

患者さんからよく聞く訴えです。

「口の中が乾く」

「いつも口内炎がある」

「虫歯でもないのに痛みがある」

「食べ物が喉につかえて、うまく飲み込めない」

「痰の切れが悪い」

「唇が荒れてしかたない」
「息が苦しい」
「夜寝ているとき、無呼吸になっていると言われた」
……

そこで、日ごろどんな口のケアをしていますかとたずねると、たいていは、歯磨きは毎日していますという答えが返ってきます。

しかし、口の働きを知ると、それだけでは口の機能低下やトラブルを防ぐことができないことに気づきます。

何歳になっても、元気で楽しく過ごすには、しっかり食べられること、呼吸がしっかりできることがいちばんです。とくに意識しなくても、できていることかもしれません。

ところが、口の機能が低下し、何かトラブルがあると、それまでは当たり前だった食べること、呼吸をすることさえ不自由になり、生活の質は一気に低下します。

ここで、口と体の関係を川にたとえてみます。川上でトラブルがあり水が汚染されると、川下の水も汚染されます。川下で生活する人たちは、その水を浄化して使うでしょうが、それだけで水が浄化されないことは明らかです。上流で起こっている水の汚染を解決することが不可欠だからです。

口から入った食べ物は、体の中を通過しながら、体をつくる栄養になったり、エネルギーになったりします。最後に不要物が排泄されます。これを川のたとえでいえば、口は上流で、体の中は中流や下流です。

私たちは、ややもすると、体の中で起こっている病気にばかり目を向けやすいのですが、川上である口の機能低下やトラブルについては、意外に意識していないことが多いのです。

たとえば、ガン治療では、事前に口のケアをしておくことがとても重要です。とくに化学療法の場合は副作用で口の中に痛みや炎症が起こりやすく、感染症などの菌が繁殖して体内に入りやすいからです。

口の中に炎症や痛みがあると、食事も難しくなり回復力も低下してしまいます。口の中が荒れると、人との会話も少なくなります。

これはガン治療に限ったことではありません。

とくに60歳を過ぎ高齢になっても、元気で楽しく食べられる、話せることが少しでも長く健康長寿でいるために不可欠です。それには、口の健康を心がけることが何より大切なのです。

そこで、ぜひおすすめしたいのが、本書で紹介する「お口ケア」です。食べること、呼吸をすること、話すことはもちろん、命に関わる誤嚥《ごえん》性肺炎や睡眠時無呼吸症候群の予防にもなります。

誰でも簡単にはじめられますが、いちばんは続けていただくことです。これがとても大事です。

何歳になっても健康体質でいることが健康長寿の基本ですが、体質は一日でつくられるものではありません。食生活や運動習慣、環境の影響などによって、長い期間をかけてつくられるものだからです。

口の健康も同じです。毎日、自分の口とどのように付き合っているかをチェックしてみてください。そして、今日から「お口ケア」をはじめてください。

本書がそのための確かなガイドになることを心から願っています。

最後に、私が医術に関して日ごろから信条にしている言葉を著して終わります。

一、医は仁術――昔も今も医術とは心を施す
二、医は忍術――人は十人十色、誰に対しても冷静な心で医術を施す
三、医は芸術――いちはやく「病」を見つけ出して予防し、健康寿命を延伸するために医術を施す

では、皆さま、いつまでも「元気はつらつ」で、お過ごしください。

平成29年4月

周東　寛

もくじ◎死ぬまで元気で楽しく食べられる・話せる 最強の「お口ケア」

パートI すべての病気は「口の中」とつながっている

パートII　こんなにある！　お口の役割

パートⅢ　今すぐ実践！　口の健康にいい4つの習慣

パートⅠ

すべての病気は「口の中」とつながっている

口に現われる変化はすべて体の中とつながっている

誰しもが年齢とともに、原因のはっきりしない体の不調を感じるようになってきます。

「なんとなく食欲がない」
「すぐに咳《せ》き込む」
「最近めっきりと老け込んだ気がする」
「滑舌《かつぜつ》が悪くなった」
「口が渇く」
………

こうした悩みは、多かれ少なかれ、誰もが持っていることでしょう。そして病院で診断を受けると、
「どこも悪いところはない」

と言われるかもしれません。それだけに、
「年を取ったのだから仕方がない」
と諦めてしまいがちです。

じつは、これらの悩みを見てみますと、どれも口に関係した症状であることにお気づきでしょうか。もし、こうした症状が体の中で起こる病気と関係しているとしたらどうでしょうか。

とくに60歳を過ぎたころからは、口の機能低下やトラブルに気をつけることがとても重要です。それは、私が内科医として長年、数多くの患者さんを診療していて痛感していることです。口に起こる症状はすべて体の中で起こっていることとつながっているからです。

口の中のことに意外と無関心

毎日の診療では、じつにさまざまな体の不調の訴えに接しますが、非常に重要な役割を果たしている口腔《こうくう》内のこと、お口の中のことについては、それほど深刻にとらえていない人が多いのです。

人間が生きていくには、呼吸や食事が欠かせません。社会生活を営むには会話や表情によるコミュニケーションも必要ですが、これには口の働きが欠かせません。

それだけお世話になっているはずなのに、口の働きがあまり理解されていなかったり、口の機能低下を防ぎ、口の中をケアすることに意外に関心をもっていなかったりします。

口の中のケア（口腔ケア）といえば、たいていは歯磨きやうがい、風邪が流行する季節にマスクをする程度がせいぜいでしょう。なかには、

「ほうれい線予防のために口の体操をしている」という方がいらっしゃるかもしれません。

風邪をひかないように体の保温や栄養摂取に努めたり、足の筋肉が衰えないようにできるだけ歩くようにしたり、そうした心配りをしている人でも、口の中のことには驚くほど無関心なことが多い、というのが、私が多くの患者さんに接して来た感想です。

台湾に、こんなことわざがあります。「病従口入、禍従口出」。和訳すると「病は口から入る。災いは口から出る」です。

「口は災いのもと」なんて言うこともあります。考えなしに発した言葉が人間関係に混乱をもたらすという意味ですが、そうしたことも含めて、口で起こることは寿命を縮める原因をつくるということです。

たとえば、口の中を清潔にしていないと、肺炎を起こして死に至ることがあります。現在、日本における肺炎の死亡率は3位になっていますが、他の1～5位までの死亡原因も、じつは、いずれも口の機能低下やトラブルが関係しているものばかりです。

脳梗塞は食べ物や食べ方が原因で血液や血管の状態が悪くなり発症する病気ですが、これにも口の働きが関係しています。ガンも、口から摂取した毒物（発ガン物質）が原因でガン細胞が生じます。

このように、体の中で起こることはすべて、口につながっていると言っても過言ではないでしょう。

口の機能をチェックしてみましょう

そうは言っても、私たちが無意識に毎日使っている口で起こる変化は小さなものがほとんどです。虫歯が痛いとか、口内炎がしみて痛いといったときは意識しても、その他の変化は、なかなか気づきにくいものです。

ですから、体の不調につながるトラブルが口で起こっていても、見過ごしてしまいやすいのです。何か大変な症状が起きて初めて、じつは大きな病気の予兆であったと気づくことになります。

どんなことも、小さなトラブルが積み重なることで大きなトラブルにつながります。ですから、小さなトラブルのうちに改善することが大事なのです。

口で起こるトラブルも同じです。小さなうちに気づき、対処すれば、大きな病気を防ぐこともできます。

そこで私は、口の小さなトラブルに早く気づいていただくために「お口の機能チェック」をおすすめしています。

「そういえば、最近ちょっと気になることがある」

「理由はわからないけれど、なんだかおかしいな、と思っていた」

ということは、ありませんか。

私たちは、あまりに当たり前のこととして口を使っているため、ちょっとした変化には意外と気づきにくいものです。それで、誰でも簡単にチェックできるように、1日の行動に沿って、「お口の機能チェック」項目をまとめてあります。当てはまることがあれば、関連ページをご覧になってください。

お口の機能チェック

○起床したとき

・口がカラカラに乾く。喉がへばりついているように感じる ⬇ P38、48、58

・鼻が詰まっていて苦しい ⬇ P45

・頭が痛い ⬇ P36、68

○洗顔をしているとき

・不機嫌そうな口元に見える➡P59、91
・唇にハリがない（唇の弾力性がなくなった、縮んで見える）➡P62
・唇がひび割れている➡P62
・唇が荒れている➡P62
・顔がむくんでいる➡P68

○歯磨きをしているとき

・歯ブラシを口に入れると、咳き込んだり、えずいたりする➡P38
・以前より歯が大きく見える（歯肉の弾力がなくなる）➡P40
・血がよく出る➡P35、57
・舌が白っぽく見える（舌苔《ぜったい》がたまっている）➡P35、100
・歯を磨き終えてもまだ歯がザラザラしているような気がする➡P35、44
・歯が無いまま放置している➡P40、57、60
・歯が痛い➡P36、40、60

・歯肉（歯茎）が痛い⬇P36、57、60
・歯肉（歯茎）が腫れている⬇P60
・舌に歯型がついている⬇P41、59、100
・口内炎ができていて歯ブラシが当たると痛い⬇P36、42、47、62

○食事をしているとき
・空腹なのに食欲がなくなった⬇P38
・最近、味付けが濃くなった。濃い味のものを好むようになった（味の感覚が鈍くなる）⬇P38、51
・肉の脂身などを噛み切りにくくなった（噛む力が弱くなった）⬇P38、43、51
・口の中をよく火傷する⬇P38、48、102
・口の中や舌をよく噛む⬇P38、41、59
・食事中にしばしばむせる⬇P39、43、52

・弾力のあるものなどをうまく飲み込めない ⬇ P39、43、49
・食事中や食後、食べ物が胸につかえた感じがする ⬇ P39、43、51
・食べこぼしが増えた ⬇ P39、43、52
・粉薬やきな粉などの粉末が気管に入って苦しい思いをすることがある（誤嚥）⬇ P39、49、52
・口内炎ができていて、醤油や味噌汁などがしみる ⬇ P36、42、47、62

○日中、呼吸をしているとき

・いつの間にか口呼吸になっている ⬇ P45、146
・鼻詰まりがある ⬇ P45、146
・呼吸が苦しい ⬇ P45、146
・動いていないのにドキドキしたりクラクラしたりする（呼吸が浅い）⬇ P45
・咳き込む ⬇ P39、64、110

○痛みを感じたとき
・舌が痛い ⬇ P42、59
・頭が痛い ⬇ P36、68
・喉や鼻の奥が痛い ⬇ P36、64、104
・唇が痛い ⬇ P62
・歯が痛い ⬇ P40、57
・歯肉（歯茎）が痛い ⬇ P36、40、57
・頬の内側が痛い ⬇ P41、42
・口内炎が痛い ⬇ P36、42、47、62
・口の中がなんとなく痛い ⬇ P36、41

○不調を感じたとき
・痰《たん》が出る ⬇ P49、63、109
・嘔吐《おうと》しやすい ⬇ P53、64、111

・便秘をしている⬇P29、63
・下痢をしやすい⬇P29、63
・風邪をひきやすい⬇P34、36、45
・胃もたれする⬇P49、53
・胸焼けする⬇P49、53
・気分が晴れない⬇P68
・物忘れが激しくなった⬇P66
・急に太った⬇P29、67
・急に痩《や》せた⬇P29、67
・咳がよく出る⬇P39、64、110
・咳が長く続く⬇P64、110
・微熱がある⬇P40、68

○会話をしているとき

・笑わなくなったと身近な人から言われる➡Ｐ39、59

・口臭があるように思う。話し相手がさりげなく口元を押さえたり顔をそらしたりする➡Ｐ35、39、48、65

・話していると口が渇く➡Ｐ33、39、45、48

・滑舌《かつぜつ》が悪くなり、言葉が伝わりにくくなった➡Ｐ39、41、59、89

・声の調子がおかしい➡Ｐ39、47、59、89

○就寝しているとき

・横になったときに咳き込む➡Ｐ39、64、110

・いびきがうるさいと言われる➡Ｐ46、65、86

・睡眠中呼吸が止まっていたと言われる➡Ｐ46、65、86

・夜中も頻繁に尿意を感じて起きる➡Ｐ61

口の中のトラブルの原因

それではなぜ、こうした口の中のトラブルが起きるのでしょうか。恐ろしい病気はいったいどうやって、口から体の中に入り込むのでしょうか。

先ほど、「口の中を清潔にしていないと、肺炎を起こして死に至ることもある」とお話ししましたが、皆さんも歯を磨かなければ口の中が不潔になり、虫歯や歯周病（歯槽膿漏《しそうのうろう》）の原因になることは、ご存知だと思います。

歯を磨くのは、食事のときに出た食べ物のカスが歯垢《しこう》（プラークとも言います）になってたまるのを防ぐためです。

このプラークこそが口の中の「不潔」の根本的原因になります。というのも、プラークは虫歯の原因菌だけでなく、ありとあらゆる雑菌の栄養になるからです。

皆さんは、虫歯や歯周病を防ぐために歯を磨き、プラークを取ろうとしているかもしれません。ほんとうは、もっと大事な目的があります。あらゆる病気を防ぐために歯を磨き、プラークを取り除かなければならないのです。

歯の質が丈夫で虫歯が少ないからといって、歯磨きをおろそかにすると、いつの間にか恐ろしい病気を招いているかもしれないのです。

ひとつの例として、雑菌が胃腸に対してどのような悪さをするのか、考えてみましょう。

「腸内フローラ」という言葉を耳にしたことがあると思います。「腸内フローラ」とは、腸管で栄養吸収のために働く良質の細菌（善玉菌）のことをいいます。腸内を顕微鏡で見ると、これらの細菌がお花畑のように見えることからそう呼ばれるようになりました。

このお花畑を荒らし、腸の働きを阻害する悪い奴らがいます。それが、口の中でプラークを餌にして増えた雑菌たちです。唾などと一緒にこれらの雑菌を飲み込んでしまうと、体の奥にある腸管に届き、腸内フローラの活躍を邪魔したり、腸内フローラを減らしたりします。

それでも体が丈夫で胃酸が十分に活躍しているときは、唾と一緒に飲み込んだ雑菌を胃酸がやっつけてくれるので、腸まで届く雑菌はそう多くはありません。

しかし、胃酸が薄まっているとそううまくもいきません。年齢を重ねると胃酸の分泌が減り、消化が衰えていきます。しかも、胃薬として胃酸を抑える「制酸剤」を服用していると、さらに胃酸が減ってしまうこともあります。

その結果、それまで防いでいた雑菌の侵入を許してしまうことがあるのです。そこで、「なんとなく胃も腸も調子が悪い」なんてことになってきます。

口腔内の雑菌が繁殖する仕組み

日ごろから食器をよく洗う方はおわかりだと思いますが、お茶碗やお椀のように単純な形状の器の汚れは落としやすいものです。ところが、凹凸のある容器のように複雑な形状のものは、細かい隙間《すきま》に汚れがたまりやすくなります。汚れがたまると、そこで雑菌が繁殖し、黒ずむこともあります。

じつは、口の中も、まったく同じ仕組みで雑菌が繁殖します。

雑菌が繁殖するのは、舌の上、歯茎と頬の間、扁桃腺などです。また、雑菌が洗浄されずに口の奥に侵入してしまうと、軟口蓋《なんこうがい》（鼻腔《びくう》と口腔の間にある軟骨）で菌が繁殖します。この菌がタンパク質を腐敗させると、粘液を作っている部位に膿《うみ》がたまり、これが、「蓄膿症《ちくのうしょう》」となります。

蓄膿症といえば鼻の病気だと思いがちですが、原因は虫歯と同じ雑菌

【口腔と鼻腔の関係】

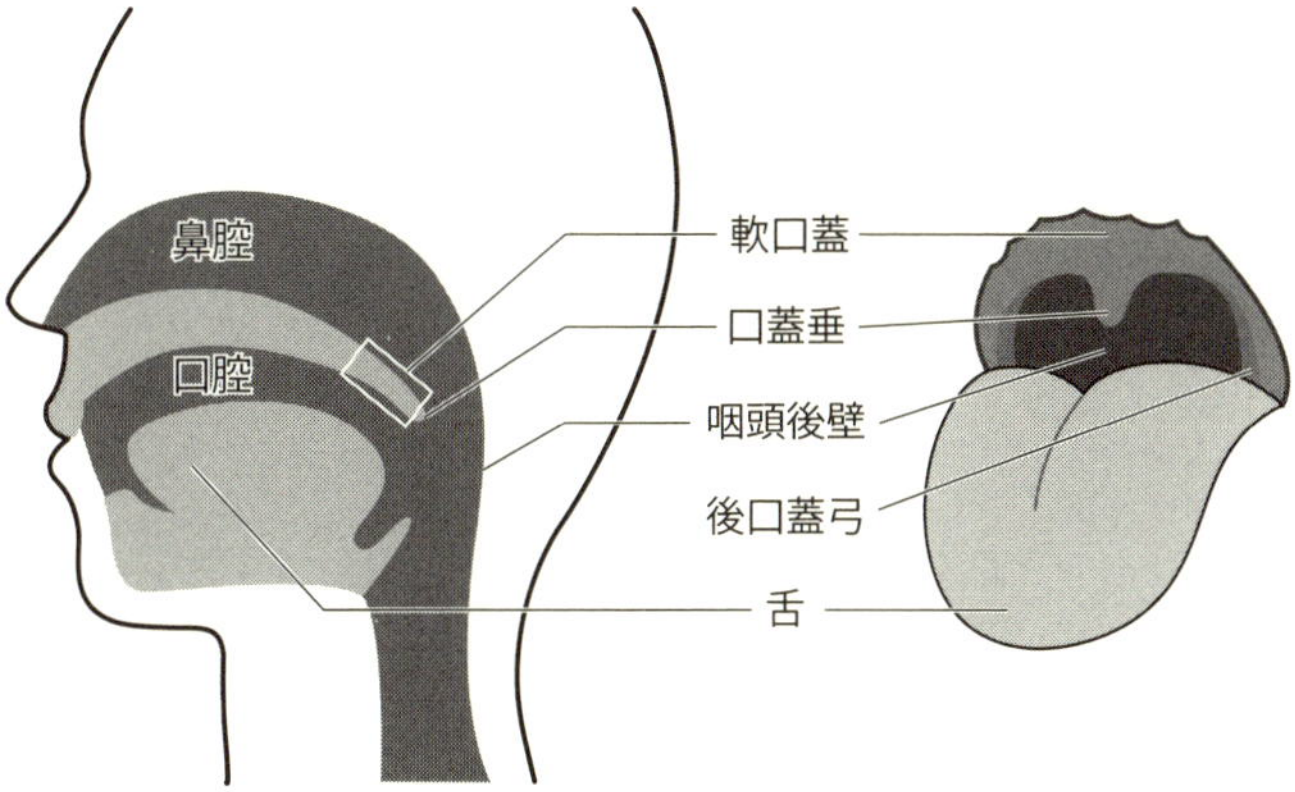

で、軟口蓋で繁殖するために起こる疾患です。

さらに蓄膿の膿が鼻腔から口の中へ落ちてくると、さらに口腔内に雑菌が増えることになり、ますます口内環境が悪くなります。口腔と鼻腔はつながっているので、双方を同時にケアしないと、いつまで経っても環境は改善されません。

ところで、口の中の雑菌というと、何種類くらいあると思いますか。たとえば歯周病を引き起こす菌は溶連菌やカンジタなどの真菌（カビ）など10種類以上あるといわれます。

それらによって引き起こされる症状や病気もさまざまです。なかには肺炎を起こす原因菌もいます。

そのほかの菌も含めて、口の中には３００種類から７００種類の菌が棲息しているともいわれています。

じつは、これらの菌は、空気に触れると繁殖しにくくなる嫌気性です。口の中は日常的に閉じられていて空気に触れにくいうえ、湿度と温度が保たれているので、菌が繁殖しやすい条件が揃っているのです。

起きている間は食事をしたり会話をしたりと口を開く機会が多いので、通気される機会もありますが、とくに就寝中は数時間、通気されにくい状態になります。ですから、寝る前に口の中を清潔にしておかないと、就寝中に雑菌が勢いよく繁殖してしまうのです。

それなら、日中だけでなく就寝中も、できるだけ口で呼吸をして、通気を心がければいいのでしょうか。ところが、そう簡単な話でもないのです。雑菌が空気を通じて口から体の内部に入って来るからです。

【線毛が異物を除去する仕組み】

線毛が細菌やウイルスを体の外へ排出する

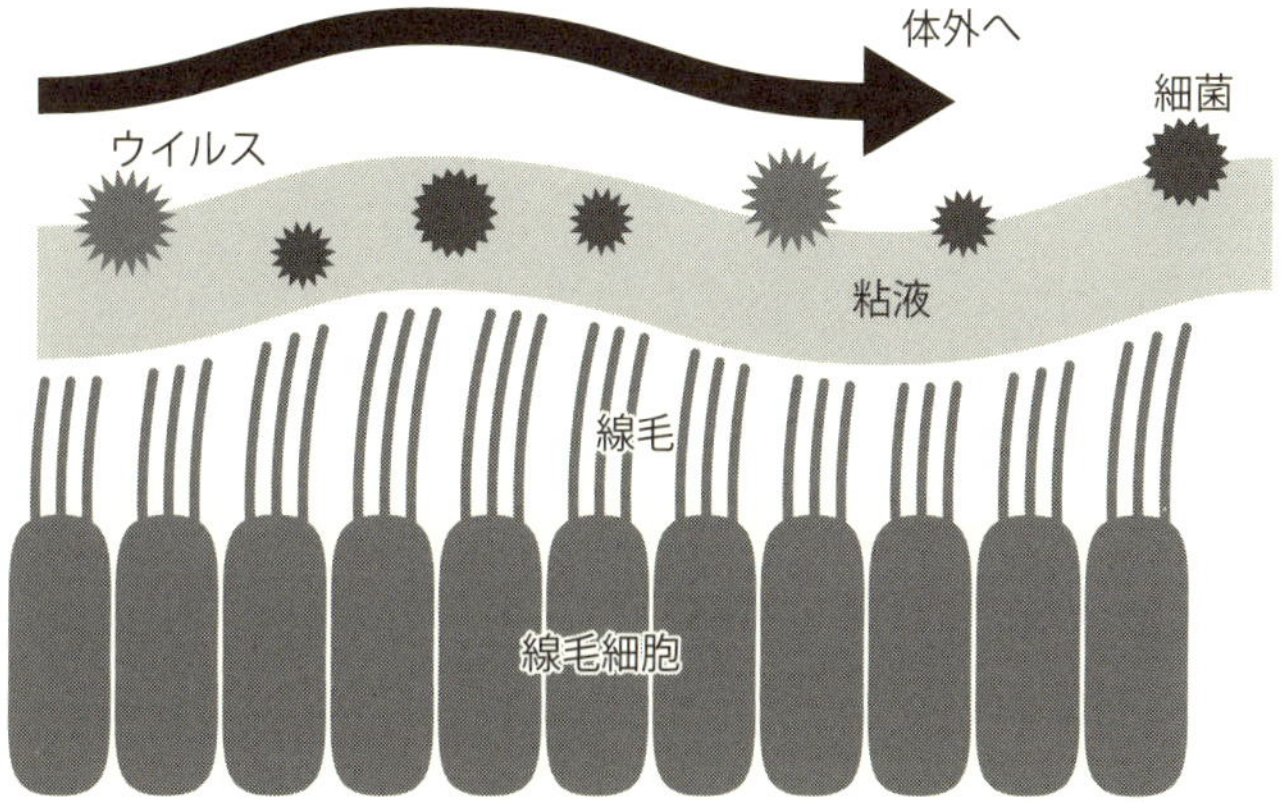

そのためにもいいのは、鼻で呼吸することです。鼻には鼻毛や鼻水などの粘液があって、雑菌の侵入を防いでいます。

そのため、鼻で呼吸すると雑菌が体の内部に入りにくい仕組みになっています。鼻呼吸が体にいいといわれるのは、何より雑菌の侵入を防いでくれるからなのです。

通気をよくすることで口の中の雑菌は繁殖しにくくなりますが、その一方で、口の中が乾燥しやすくなります。乾燥しすぎると、口の中の粘膜の細胞が乾燥し、線毛《せんもう》細胞の新陳代謝が止まってしまいます。

線毛は、口の中に入って来たウイルスや細菌を粘液に乗せて除去し、気管支に入らないように働いています。口の中に水分があると粘液が盛んに分泌されて線毛の活動も活発になりますが、乾燥すると活動が低下し、雑菌は排出されにくくなってしまうのです（詳しくは１０９頁参照）。

乾燥しやすい冬や、飛行機などの乗り物に乗ったとき、風邪をひきやすくなるのは、乾燥によって線毛の働きが鈍ることも原因のひとつなのです。

この点でも、口の中が乾きやすい口呼吸よりも鼻呼吸がいいのです。空気が鼻孔を通過するとき、適度な湿度を帯びて口の中に入るからです。また、健康な人でも15分に一口くらいのペースで、水を口にふくむことがおすすめです。

あなたの口の中の雑菌は多い？　少ない？

先ほど「お口の機能チェック」をしていただきましたが、

・舌が白っぽく見える（舌苔がたまっている）
・歯を磨き終えてもまだ歯がザラザラしているような気がする

などに該当した方は、歯磨きやうがいなどが不十分で、口の中が不潔になっている可能性が高いといえます。

また、次の項目に該当した方は、口の中で繁殖した雑菌が原因で不調が起きている可能性があります。

・血がよく出る

・歯肉（歯茎）が痛い
・口内炎が痛い
・喉や鼻の奥が痛い（咽頭炎）
・頭が痛い
・風邪をひきやすい
・口の中がなんとなく痛い

とくに歯茎の不調や口内炎は、口の中が不潔な状態になっていることとも関係しています。

ぜひ、パートⅢでご紹介する「お口ケア」を今すぐ実践してみてください。しばらく続けるうちに症状が出なくなったら、口のケア不足が原因だった可能性が高いといえるでしょう。

高齢になると口の中の機能が落ちてくる

「今までは大丈夫だったのに、なぜ、急にこんなトラブルが起きるようになってしまったのだろう？」

と思わされるような変化が口の中で起こってくることがあります。でも、これはまったく不思議なことではありません。

それは、年齢とともに口内環境そのものが変化してしまうことによります。とくに、高齢になるほど、口の機能低下は顕著になってくるからです。

たとえば、若いころは唾液（唾）の分泌が活発で、その自浄作用により雑菌は繁殖しにくくなっていますが、年齢とともに唾液の分泌量が減るため口の中の殺菌作用は低下します。じつは、一見大した変化がないように思える高齢者の口の中は、このような状態になっているのです。

ですから、若いときと変わらずお口のケアを続けている方でも、それだけでは不十分になってきます。

とくに「お口の機能チェック」で下記の項目に該当した方は、加齢による口腔機能の低下の典型といえます。

・口がカラカラに乾く。喉がへばりついているように感じる
・歯ブラシを口に入れると、咳き込んだり、えずいたりする
・空腹なのに食欲がなくなった
・最近、味付けが濃くなった。濃い味のものを好むようになった（味の感覚が鈍くなる）
・肉の脂身などを噛み切りにくくなった（噛む力が弱くなった）
・口の中をよく火傷する
・口の中や舌をよく噛む
・食事中にしばしばむせる

・弾力のあるものなどをうまく飲み込めない
・食事中や食後、食べ物が胸につかえた感じがする
・食べこぼしが増えた
・粉薬やきな粉などの粉末が気管に入って苦しい思いをすることがある
（誤嚥）
・咳き込む
・笑わなくなった
・口臭がある
・話していると口が渇く
・滑舌が悪くなり、言葉が伝わりにくくなった
・声の調子がおかしい
・横になったときに咳き込む

一見無関係のように見えますが、

・微熱がある

というのも、口腔機能が低下しているサインです。

じつは、若いころでも口の中を清潔に保とうと努力していないと、似たような症状が起こることがありますが、体の自浄作用や免疫力が高いので病気につながりにくかっただけなのです。

口の中の高齢化の特色

ここで、年齢を重ねるにしたがい、口の中ではどのような変化が起こってくるのか、ひとつひとつチェックしてみましょう。

歯肉が下がる

歯肉（歯茎）は粘膜とコラーゲンでできています。年を取ると、だんだん体を動かす機会が少なくなり血流も悪くなりますが、血流が悪くなると歯肉も痩せてきます。

また、口まわりの筋肉量が減少すると、筋肉が縮み、歯肉も形が崩れて下がり、歯の露出部分が増えてきます。

歯肉が下がると、歯根に虫歯もできやすくなります。高齢になると歯の神経の感覚が鈍くなってくるため、虫歯が進行しても気づきにくく、手遅れになると歯が根元から折れてしまう危険もあります。

口の周辺の筋肉量が減る

高齢になって、外出や人と会う機会が減ると、会話をすることも減ってきます。喋ることは、頬《ほほ》や顎《あご》、舌など、口の筋肉を鍛える重要な機会ですので、喋る機会が減ると口の周辺の筋肉量も減ってしまいます。

また、入れ歯や虫歯が増えると、硬いものを嚙みづらくなります。嚙むことも筋肉を鍛えることにつながりますので、柔らかいものばかり食べることも、筋肉量を減らす原因となります。

口の中を動かす筋肉が減ってしまうと、歯と歯の間に皮膚が巻き込まれやすくなり、舌や頬の皮膚などを嚙みやすくなってしまいます。口の中の傷は、雑菌が体内に入り込む原因となりますので要注意です。

治療痕や入れ歯が多い

年齢を重ねると、虫歯をはじめ歯の不調が多くなってきます。虫歯治療のために歯を削って詰め物や被せ物をしたり、入れ歯にしたりと、口の中には、本来の歯以外の異物が若いころよりも増えてきます。

そうした入れ歯や詰め物が原因で、頬や顎、舌の粘膜を傷つけることも増えます。

高齢者特有の虫歯が増える

高齢期に虫歯が増えるのは、特有の事情があります。年齢とともに歯茎が下がるために歯根部分の虫歯が増えます。また、詰め物や被せ物の中にできる隠れた虫歯も増えます。

噛む力が弱くなる

筋肉量の低下や唾液の減少、虫歯や義歯の増加など、さまざまな理由で、高齢者は噛む力が弱くなります。

食べ物を噛み切る力が弱くなると、咀嚼《そしゃく》が面倒になるので、小さく噛み切らず大きいまま、食べ物を飲み込もうとしてしまいます。

また、何度も口に運ぶことや、箸やフォーク、ナイフを使って食べ物を小さく切る細かい作業が面倒で、大きいまま口へ運んでしまうことも増えます。外見を気にしなくなり、食べ物を頬張ることが恥ずかしくなくなることも関係しているかもしれません。

噛む力が弱くなるうえ食べ物を大きいまま食べてしまいやすいのです。するとと、食べ物が頬の方まで入り込み、食べかすが歯と頬の間に残りやすくなります。飲み込む力も衰えてくるので、喉に詰まることも多くなります。

高齢者が餅を喉に詰まらせて亡くなる事故が絶えませんが、喉に詰まらない程度にまで餅を小さく切ってから、よく噛んで水分とともに飲み込めば、防げたケースも多いのではないかと思います。

100歳を超える高齢ながら現役の医師として活躍されている日野原重明先生も、大好きなお餅を将棋の駒のサイズにまで小さく切って召し上がっておられると、先日新聞のエッセイでお書きになっていました。

口の中に食べ物が残る

高齢になると噛む力が弱くなるので、どうしても柔らかいもの、口溶けの良いもの、ペースト状のものなどを食べることが増えます。ところが、こうした食事は粘り気が強いため、歯にくっつきやすく、口の中に食べかすとして残るようになります。

高齢になると唾液の分泌量が減ってくるので、食べかすを洗い流す働きも弱くなります。

そのうえ、視力が衰えてくるので歯磨きの際に目視で汚れを確認しにくくなります。手先を細かく動かすのが苦手になってくるので、歯磨きも不十分になりがちです。こうしたときは電動歯ブラシがおすすめです。

呼吸する力が弱くなり口呼吸になる

呼吸は、腹筋や横隔膜などの筋肉を使って行なわれています。しかし高齢になって筋肉が衰えてくると、呼吸のために働く筋肉も衰え、呼吸する力が弱くなります。

口呼吸より鼻呼吸がいいとお話ししましたが、鼻腔は小さいので一度に吸い込める空気量が少なく口呼吸より筋力を必要とします。そのため筋力が衰えると、鼻呼吸で摂取できる酸素量が減り、口呼吸になりやすいのです。

口呼吸のほうが、筋力が衰えても一度にたくさんの酸素を摂取できますが、一緒に空気中を漂う雑菌も体の中に取り込むリスクが高くなります。そのうえ口呼吸をしていると、口の中だけでなく食道や胃まで乾燥させ、炎症を起こす原因になることもあります。

睡眠時無呼吸症候群が中高年になるほど増えていますが、就寝中は口呼吸になっています。睡眠時無呼吸症候群の9割くらいは、空気が通る気道のスペースが小さくなって呼吸ができなくなるものです。その原因は、首や喉のまわりに脂肪がたまりすぎて、舌根や口蓋垂《こうがいすい》（のどちんこ）、軟口蓋《なんこうがい》などによって空気の通路がふさがれることで起こります。それで口呼吸になってしまうのです。

呼吸の力が衰えると、咳をする力も弱くなり、体に不要なものや雑菌などを排出する力が弱くなってしまいます。

唾液が減る

唾液の働きでよく知られているのは、食べ物の消化を助けて胃腸の負担を軽減することです。

そのほかにも、口の中の汚れや細菌を洗い流し、清潔に保つ「自浄作用」があります。

しかし、年齢を重ねると次第に唾液の分泌量が減るため、胃腸の消化の負担が大きくなります。自浄作用も低下して、口内炎の原因にもなります。

唾液は無意識のうちに飲み込んでいますが、これにより声帯が潤されています。声帯が潤されないと声がかすれてしまったり、炎症を起こしたりするトラブルが起きます。

高齢になると、何かと薬を飲む機会が増えますが、じつは、その副作用で唾液の分泌が減ってしまうこともあります。

口の感覚も鈍くなる

高齢になると、味覚や温度の変化など、さまざまな感覚が鈍くなってきます。夏季に熱中症で亡くなる高齢者が多くいますが、これも暑さを感じにくくなっているため、室内が危険なほど高温になっていることに気づかないうえ、喉の渇きにも鈍感になり、水分の補給をしていないためです。決して、「もったいないから」と冷房をつけずに我慢していることだけが原因ではないのです。

感覚が鈍くなると、痛みや渇き、口臭などの異常に気づきにくくなり、結果的に、症状が進むまで放置してしまうことも多くなります。

口の中が乾燥する

高齢になるほど、口の中は乾燥しがちになります。先にお話しした口呼吸や唾液の分泌量減少だけでなく、経管栄養（鼻や腹部からチューブで栄養補給すること）の場合も口の中が乾燥しやすくなります。季節的には、とくに夏場や冬場に乾燥しやすいようです。

口の中が乾燥すると、嚙む、飲み込む、発声などがしづらくなり、口まわりの筋肉の衰えや嚥下《えんげ》障害にもつながります。入れ歯が痛くて入れられないこともあります。

痰がからむのも、口の乾燥に一因があります。痰はできるだけ吐いたほうがいいのですが、口の中が潤っていると粘度が薄くて飲み込むこともできます。しかし、乾燥するとネバネバして喉などでからんでしまうのです。

摂食嚥下障害

嚥下とは、食べ物を飲み込むことです。つまり、摂食嚥下障害とは、食べたり飲み込んだりする機能全体に障害が生じることです。

これは、食べ物が口から胃に流れ込むまでに作用するさまざまな神経や筋肉が衰えるためです。ほんの一部の機能が衰えただけでも、食べ物を噛んで、飲み込むまでの一連の動作がうまくいかなくなることがあるのです。

たとえば、加齢によって臭覚や味覚が衰えて食事を美味しいと感じなくなると、よく噛んで食べることがおそろかになります。それが摂食嚥下障害につながります。

一人で食事をするとつまらないといった心理的な要因で摂食嚥下障害が起こることもありますし、脳血管障害などの病気によって起きることもあります。

摂食嚥下障害は高齢者にとくに多い

高齢になると、軽度から深刻な段階まで摂食嚥下障害に悩まされる方がとくに増えてきますので、ここでは、食事を始める前から食べ物を飲み込むまでの流れを説明しながら、もう少し細かく原因を探っていきたいと思います。

○食べ物の認識力が低下

視覚、触覚、嗅覚、味覚などの認識に障害があると、食べ物に対する関心が低下し、嚥下を難しくすることがあります。これには、「辛いことがある」「ストレスがある」など精神的なことが関係する場合もあります。

○噛む力が低下

義歯を含めて歯の状態が悪い、歯が欠損している、噛み合わせがよくない、舌に痛みや傷などの問題がある、舌の動きが悪い、口内炎ができている、唾液が少ない、または多すぎるなど口の中に問題があると、うまく噛むことができなかったり、噛むことが苦痛だったり面倒だったりします。

また、下顎や顎関節が痛いとかうまく働かないなど、口の中ではないものの、口の作用に関係がある部位に問題があることで摂食嚥下障害が起こる場合もあります。

○口の奥へ運ぶ働きが低下

口の奥へ食べ物を運ぶのは、主に舌の働きによるものです。舌が上に持ち上がることで、食べ物が喉のほうへ運ばれますが、舌に問題があると、うまくいきません。それが嚥下を難しくします。

○飲み込む働きが低下

飲み込む際には舌骨《ぜっこつ》（のどぼとけの上のほうにある骨）が上に引っ張られ、喉頭も持ち上がり、連動して気管の入り口のフタ（喉頭蓋《こうとうがい》といいます）も閉じます。これにより、気管に食べ物が入ることを防ぎます。

ところが、このフタの働きがうまくいかないと、食べ物や粉薬などが気管に入ってむせてしまい、うまく飲み込めなくなります。

正常な場合は、鼻へと通じる部分も閉じますが、うまく働かないと食べ物や飲み物が鼻へと流れてしまいます。

○食べ物が胃から逆流

食道に送り込まれた食べ物は、胃へと流れます。食道括約筋《かつやくきん》が胃に入った食べ物の逆流を防ぎますが、その働きがうまくいかないために起きるのが、逆流性食道炎です。

逆流したものが気管から入ってしまうと、肺炎の原因にもなります。また、しわがれ声や慢性咳嗽《まんせいがいそう》（咳が長引いて止まらない）の原因にもなります。

食道括約筋以外にも、食道や胃に腫瘍や炎症などの障害があると、胃へうまく送りこめなかったり、逆流したりといったトラブルが起こります。

あなたのお口のケアは十分ですか

　ここまでお読みになった方のなかには、

「私は毎日、毎食後きちんと歯磨きをしているのに、なぜ口の中でトラブルが起きるのだろう？」

「お口のケアは歯磨きだけでは足りないの？」

と、あらためて思われる方もいらっしゃることでしょう。

　ここでは、口の中のケアが不十分になる理由について、お話ししましょう。まず、思い当たる節があるかどうかを知るところから改善ははじまります。ぜひ、日ごろの生活習慣を振り返ってみてください。改善についての具体策はパートⅢで詳しくご紹介します。

うがいが不十分

歯磨きに気をつけている方でも、うがいの正しい方法は知らないことが案外多いものです。

うがいは、「グズグズうがい」と「ブクブクうがい」と「ゴロゴロうがい」の3種類をすべて行なうことが必要ですが、どれか1種類だけということが多いと思います。

「グズグズうがい」――歯茎のあたりをすすぐためのうがい
「ブクブクうがい」――歯茎と頬の間をすすぐためのうがい
「ゴロゴロうがい」――喉を洗うためのうがい

うがいをするときは、この3種類を必ずセットで行なうようにしましょう。

自己流の歯磨き

歯磨きを必ずしているのに口腔トラブルが起きるという人にありがちなのが、自己流の歯磨きで満足しているケースです。次のような歯磨きをしていないか、チェックしてみましょう。

・歯を磨く順番が決まっておらず、気の向くままに磨いている
・歯を嚙んだ状態で上下の歯の外側をまとめて磨いてしまう
・力を入れてゴシゴシと磨く
・歯磨き粉をつけてスッキリとしたところで終わっている
・歯ブラシの毛先が開いている
・磨く時間は1分もかからない
・歯間ブラシやフロスなどを使ったことがない
・歯茎を傷つけるといけないので、歯の部分だけをそっと磨く
・歯を磨きながら鏡を見ることはほとんどない

どれかひとつでも思い当たる方は、パートⅢに正しい歯磨きの方法をご紹介しているので、ぜひ自己流の歯磨きを改めてください。

歯科治療をしていない

虫歯ができているのに治療していなかったとしたら、早めに治療することが必要です。虫歯以外でも、入れ歯の調子が悪い、歯に食べ物の繊維などが引っかかりやすい、知覚過敏がある、歯茎から出血するなど、気になることがあるのに、歯科で診てもらっていないことはないでしょうか？

確かに、歯科の治療は大人でも苦手な人が多いのは事実です。しかし、苦手だからと遠ざかっていては、ますます状況は悪くなり、長く治療を受ける結果になりかねません。食事も美味しくなくなりますし、日常生活でも不自由なことが増えます。金銭的にも大きな負担となることでしょう。

もっと深刻な病状が隠れているのに、歯のことだからいいやと放置したばかりに、重篤な症状になってしまうかもしれません。

気になることがあれば早めに医師の診察を受け、早めに手を打つことです。また、生活習慣病の定期検診と同じように、年に数度、定期的に検診を受けるように決めておくのも良い方法でしょう。

口の中の保湿が不十分

唾液の分泌量が減るだけでなく、渇きを感じにくくなると、口の中はますます乾燥しやすくなります。水分の摂取を意識しなくなったり、逆に一度にたくさん摂ってしまったりということが多くなります。

食事中に水分を摂取すると、嚥下を助けるだけでなく、加水分解によって食べ物が分解されやすくなります。また、加水分解により生まれる水素によって、菌や体に不要なものを排出する作用も進みます。

ただし、一度の水分の摂取量が多いと胃液を薄めてしまい殺菌や消化力が落ちてしまうので、あくまで少しずつ摂ることが大切です。

会話などで口を動かしていない

とくに男性に多いのですが、会社員だった人が退職すると、人との関わりが減って、会話の機会が格段に減少することがあります。すると、会話によって動かしていた口の周囲の筋肉や表情筋が衰えてしまいます。退職して老け込む人がいるのは、会話の機会が減ることで表情筋が衰え、表情が乏しくなることも大きな要因のひとつといえるでしょう。

口の筋肉が衰えると、嚙む力が弱くなるうえ、口の中の粘膜や舌を嚙みやすくなります。舌の機能も衰えるので、舌が下がって歯型がついたり、そのために痛みを感じたりすることもあります。

口の中のトラブルによって起きる病気

これまでお話ししてきたように、口の機能低下やトラブルをそのままにしておいたり、お口のケアを怠っていると、さまざまな病気につながります。具体的に挙げていくことにします。

歯周病

歯と歯肉のすき間に歯垢（プラーク）がたまり雑菌が繁殖して、歯肉に炎症を起こす病気を歯周病といいます。「歯槽膿漏《しそうのうろう》」というほうがピンとくる方が多いかもしれません。歯肉の腫れや痛み、出血などの症状として現われ、進行すると、歯が抜けたり、抜かなければならなくなったりします。

とくに歯周病の人は、健康な人に比べて心臓病（心筋梗塞や狭心症）

になるリスクが高いという研究結果もあります。これは、歯肉や口腔内の粘膜の傷から歯周病菌が血中に入り込み、動脈硬化の原因になるためです。安静時にも心臓がドキドキするなど気になる症状がある方は、専門医にかかるとともに、これまでのお口のケアを振り返ってください。

また、糖尿病のリスクを高めるともいわれます。これは、血中に入り込んだ歯周病菌が、血糖値を下げるインスリンの障害になるためです。喉が渇きやすくなった、太っていたのが急激に痩せた、トイレが不自然に近くなったなどの症状は、そのサインかもしれません。

なお、妊婦が歯周病になると、早産や低体重出産などのリスクが高まるともいわれています。

誤嚥性肺炎

摂食嚥下障害が発生していなくても、通常食道へ流れるはずの食べ物や飲み物が誤って気管・肺へと入り込んでしまう誤嚥《ごえん》が増えてきたら、注意してください。この誤嚥が原因となって誤嚥性肺炎につながるリスクが高くなります。

とくに寝たきりの高齢者にとっては、深刻な健康障害となる可能性が高くなります。この肺炎には歯周病の原因となる菌が関係していることも最近の研究でわかっています。

口内炎

口内炎のメカニズムは、まだ正確にはわかっていませんが、唾液の不足や口の中の乾燥、口の中の汚れ、さらには偏食やストレスなどが関係していると思われます。雑菌に感染することも関係しているでしょう。

唇のひび・荒れ・ハリがなくなった

ビタミンなどの栄養が不足したり、血行不良や口呼吸による乾燥も原因です。唇の乾燥が不快なために頻繁に舐《な》めて、さらに悪化することもあります。筋肉量の低下も関係していてで、そのために唇を噛みやすくもなります。

胃腸の不調・便秘・下痢

胃酸の働きが弱くなっている胃腸内へ、口の中で繁殖した雑菌が入り込むと、胃腸にさまざまな不調を引き起こします。便秘や下痢にも関係しています。

痰の異常

痰は、気道の粘液の働きで有害な物質や古いタンパク質を排出しようとする働きによって出るものです。ですから、痰が排出されないと、体内に菌が繁殖することになりますが、量や粘度、色に異常があるときは要注意です。

痰の色については、排出される菌や体内物質によって変わります。赤血球が含まれると薄い赤になります。黄色っぽいのは、バクテリアに抵抗するために粘液の中に白血球と好酸球が増えたときです。

感染症・咳・咽頭炎

歯周病菌などの雑菌や有害物から肺を守るのが、咳の作用です。咳によって、うまく排出できないと肺にいろいろな障害が起こってきます。ただし、咳によって有害な菌などを外へ飛ばして排出しているので、それを吸うと飛沫感染が起こることもあります。

マスクをした状態でも咳をすると、ウイルスなどは30〜50センチ先まで飛ぶという実験データもあります。

逆流性食道炎

逆流性食道炎は猫背でお腹が大きい体型の人に起こりやすい症状ですが、これには口呼吸も関係しています。

鼻呼吸より口呼吸が多いと、お腹の中に空気が入りやすくなり、食道や胃が乾燥しやすくなります。逆流性食道炎の人はげっぷをしやすいのですが、これはお腹の中の空気が食道のほうへ押し上げられるためです。

睡眠時無呼吸症候群

詳しくはパートⅡの〈呼吸するために必要な機能〉でお話ししますが、さまざまな原因があるこの症候群も、口の中のケアが不十分なために症状が重くなることがあります。

口臭

口臭の原因は、胃酸の過多や不足などによる胃の不調、風邪などによる肺の不調、歯周病、蓄膿症の４つが主な原因です。

この他、タバコを吸う人はヤニの臭いがします。副流煙の害が知られていますが、タバコから流れる煙だけでなく、喫煙者の呼気にも副流煙が含まれていることは、案外知られていません。

ガン

唾液には口腔内を浄化し、免疫を高める作用がありますが、睡眠時などに唾液中で菌が繁殖すると、腐敗した唾液が発ガン性をもつこともあります。

朝起きて唾液をそのまま飲んでしまうと、毒素が血管を通じて肝臓や脳などに流れていき、組織を傷つけます。また、腐敗した唾液の中に発生するアセトアルデヒドはガンの原因物質です。

認知症

認知症の発症要因はいろいろありますが、咀嚼《そしゃく》も関係しています。よく噛むと神経が刺激されますし、血流もよくなります。反対に、認知症の人には、よく噛む習慣が少ないように思われます。

花粉症などのアレルギー

口呼吸をしていると、花粉症などのアレルゲンをそのまま取り込みやすくなります。それによって鼻炎が起こるだけでなく、胃腸障害が起こることもあります。

肥満・瘦せ・栄養失調・栄養の偏り

摂食嚥下障害や歯肉・歯の不調は、咀嚼の妨げとなるため、ついつい早食いになったり、大食いになったりしやすいのです。その結果、胃腸への負担が大きくなったり、栄養の偏りが生じることもあります。

逆に口の中の不調により十分な食事を摂ることができずに瘦せてしまうこともあります。

顎関節症

口のまわりの筋肉が衰えると、顎関節症などの症状が出ることがあります。

「病は口から入る」ということわざのとおり、いかに多くの病気が口と関係しているか、これらの疾病を見ただけでもわかると思います。

以上の他にも、次のような病気、症状も口の機能低下やトラブルと関係していることがあります。

皮膚のむくみ、舌が痛い、嘔吐、頭痛、うつ、脳梗塞、脳出血、敗血症、メタボリックシンドローム、動脈硬化、虚血性心疾患、くも膜下出血、ホルモン分泌異常、発熱、微熱、心臓病、糖尿病、早産など

介護における口腔機能改善の重要性

高齢になるほど口の機能低下やトラブルを抱えやすくなるとお話ししてきましたが、とくに認知症の方は自分で十分な口のケアができないため、ますます口に由来する病気のリスクが高くなります。

そこで、近年、医療施設が併設する老人介護施設をはじめ、口の中のケアを十分に行なうことで、病気の発生を未然に防ぎ、入所者のクオリティ・オブ・ライフ（生活の質）を向上させる取り組みが盛んになってきています。

口のケアというと、従来は、誤嚥を防ぐため食べやすい食事を提供することが中心であったという印象があります。

しかし、口のケアの基本は、口の中を清潔に保つこと、口の中を乾燥させないこと、鼻呼吸を意識すること、口まわりの筋力づくりをすることの4つです。

とくに、4つ目の口まわりの筋力づくりは、唇や舌、喉などの筋力づくりに効果的なトレーニングを行なうことや、楽しみながら口のトレーニングにもなる会話や、歌うことなどで十分効果があります。

たった4つの口のケアをするだけで、病気のリスクがぐっと少なくなりますし、認知症の症状緩和にも役立ちます。

ぜひ、パートⅢでご紹介する「お口のケア」を取り入れていただければと思います。

パートⅡ

こんなにある！
お口の役割

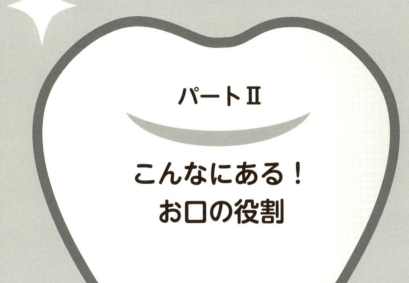

(1)お口の大切な仕事

4つの大きな機能

皆さんは、口にはどのような機能があるか、考えてみたことがありますか？

日常生活を振り返ってみると、一番に思いつくのが「食べる」という機能だと思います。しかし他にも、口が動かなければ「話す」ことや「歌う」ことはできませんし、あいさつをするときに笑顔を見せようとして口角をぐいっと引き上げることもできないでしょう。

そして、生命を維持するうえでとても重要なことが「呼吸する」ことです。鼻呼吸の習慣が身についている人でも、鼻腔から吸い込まれた空気は必ず喉を通り、気管に入ります。また、深呼吸など大きく息を吸ったり吐いたりするときには、口を大きく開けるに違いありません。

つまり、口は「食べる」「呼吸をする」という人間の生命維持に必要な仕事と、「話す」「表情をつくる」というコミュニケーションに必要な仕事とを担っているのです。

生命維持のための仕事「食べる」「呼吸する」

皆さんは、「食べる」ということをとてもシンプルに考えているかもしれません。それは、生まれたての赤ちゃんのときから、すでに口から物を食べて（飲んで）生命エネルギーとする能力を自然に備えているからでしょう。

ですから、箸やフォーク、ナイフを上手に使えるかどうか、味や食感が好みかどうかなどは別にして、口の前に運んだ（差し出された）食べ物を口の中に入れ、胃に送り込むことはごく簡単なことに思えます。

確かに、とくに意識しなくても、誰にでも簡単にできること。そうでなければ、生きていくことはできませんから当然ですね。

同じように呼吸も、鼻からであれ口からであれ、空気を吐き出してから吸うという行為を生まれながらに行なうことができます。

しかし、歯が痛くてよく物を噛めないときや、風邪で鼻が詰まって、うまく呼吸ができないとき、こんなふうに思うことはないでしょうか？

「物が噛めないと、こんなに食べづらいものだったのか。早く歯を治して、思う存分いろいろな物を食べたい！」

「いつもは気づかないくらい自然にやっていることだけど、呼吸がうまくできないと、辛いなぁ」

〝感謝したいときに親はなし〟などという言い回しがありますが、食べることや息を吸うことも、できなくなって初めて、ありがたさに気づかされます。

今まで当たり前にしていたことができなくなると、それが毎日の生活への関わりが深ければ深いほど不便に感じるものです。とくに食べることや呼吸をすることが不便だと、毎日の生活の質がグンと落ちてしまいます。

また、当たり前のようにできていたことほど、じつは毎日の生活の喜びのひとつであったことにも気づかされます。

たとえば、生命維持のためだけならチューブを使って栄養を摂取したり、肺に酸素を送り込んだりすることもできます。しかし、生活の質（クオリティ・オブ・ライフ）を維持するには、口の機能をフルに使って楽しく食事ができる、たっぷりと空気を吸い込むことができることがとても重要なのです。

「ボリボリと音を立ててお新香を食べると、炊きたてのご飯の美味しさが増す」

「高原で深呼吸をすると、きれいな空気が体に入ってくる感じがして気持ちいい」

こうした日々の生活の潤いは、「食べる」「呼吸をする」という口の機能をフルに使うことでしか得られません。

「食べる」ために必要な体の機能

食べるために必要な体の器官や機能は、歯のほかにもたくさんあります。

食事をするときは、まず食べ物を見たり、匂いを嗅いだりします。鼻が詰まっていると食べ物の匂いを感じにくくなり、食欲がわかないという体験をしたことがあるでしょう。見たり、嗅いだりというのも、食事をするうえでの大切な機能のひとつです。

次に、食べ物を口の中へ入れるには、人間の場合は手を使って食べ物を口に運びます。このとき、手が不自由で箸をうまく使えなかったりすると、スムーズに口へ運べずストレスになります。

口の中に運んだ食べ物は、そのまま飲み込まず、できるだけ咀嚼《そしゃく》します。箸やナイフなどであらかじめ小さくした食べ物でも、喉を通過するためには、もっと細かいペースト状になるよう、まずは主に前歯で細かく切り、その後は奥歯ですり潰さなければなりません。

ですから、介護の現場では、歯の状態が悪い方や嚙んだり飲み込んだりする力が弱い人のために、あらかじめうんと小さく食べ物を刻んでおいたり、ペースト状にしておいたりします。

歯そのものに問題がなくても、うまく嚙めないときがあります。それは、口内炎や歯肉炎、傷などの原因で、食べ物がしみたり、嚙む力が出なかったりする場合です。

また、口の中の粘膜や舌を繰り返し嚙んでしまうために、食べ物を嚙むのが嫌になってしまうこともあります。そうしたときは、大きな塊のまま飲み込んでしまうこともあるでしょう。

それでも、若くて飲み込む力が十分にあれば可能でしょうが、年を取って飲み込む力が衰える（飲み込む筋肉が弱くなる）と、うまく飲み込めずに喉に詰まってしまいます。

食べ物の種類によっても飲み方は違ってきます。パンやおせんべいなどは、水を含むと比較的すぐに柔らかくなりますが、お餅やこんにゃくゼリーは、水分を含んで柔らかくなるまで時間がかかります。口の機能が低下していると、飲み込めずに喉が詰まって呼吸ができなくなり、病院に運び込まれることまであります。

喉に詰まらない細かさに切って食べるよう気をつけることが必要ですが、普段から口の機能低下を防ぐことがもっと重要です。

食べ物をよく噛んだら、次は飲み込みますが、じつはこの段階がなかなかに曲者です。というのも、このときには筋肉を非常に使うからです。

【物を食べる仕組み】

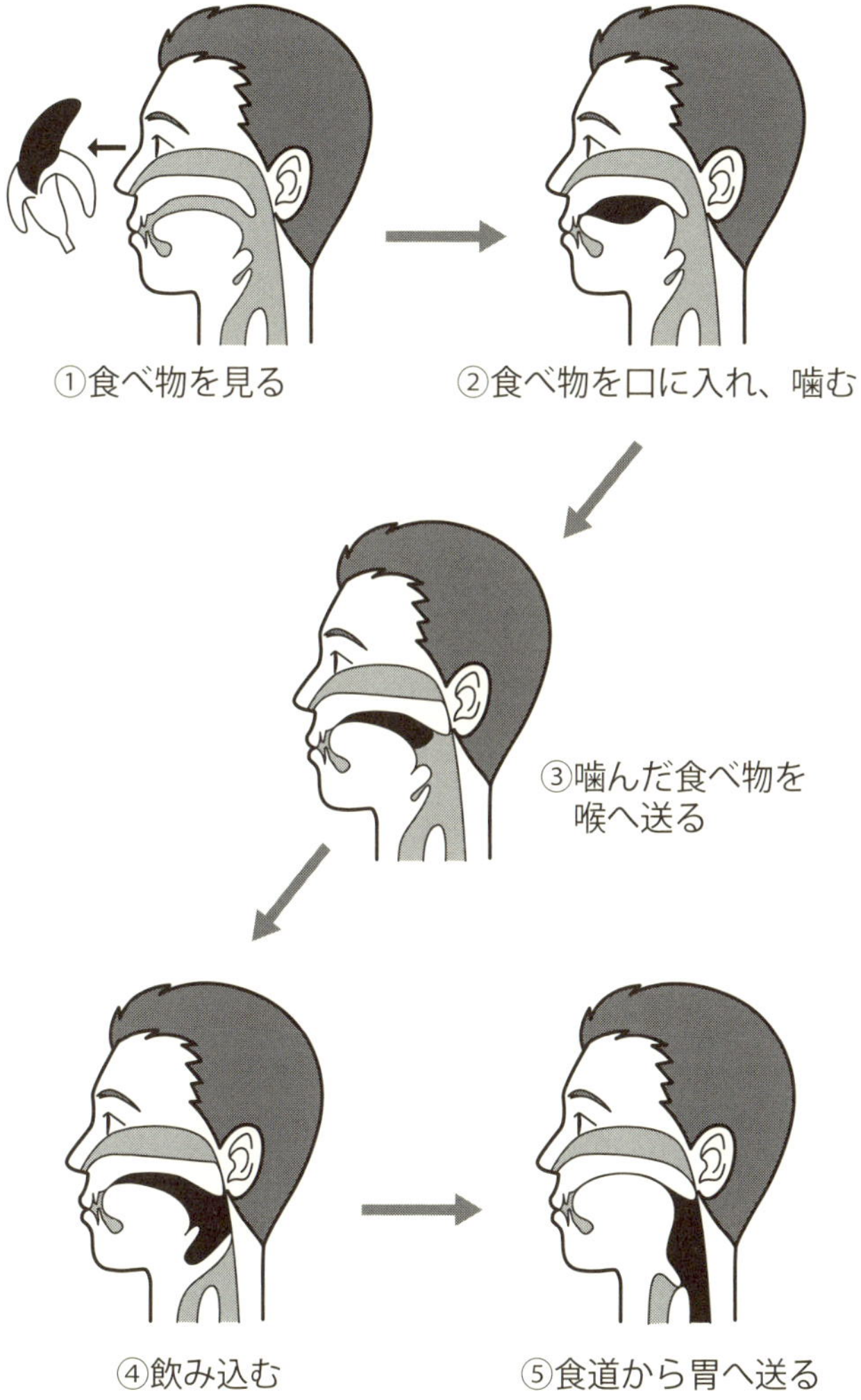
①食べ物を見る
②食べ物を口に入れ、噛む
③噛んだ食べ物を喉へ送る
④飲み込む
⑤食道から胃へ送る

そのための筋肉を鍛えなければ、飲み込む力はどんどん衰えていってしまいます。

歩くときは体幹の筋肉や足の筋肉を主に使いますが、飲み込むときに使う筋肉は、舌や喉の周辺の筋肉です。たとえば、舌が食べ物を口の奥に押しやるときは、舌を上へ持ち上げる筋肉を使います。

何もしていないとき、座った姿勢で自分の舌の状態をチェックしてみてください。筋力がある舌は、先端が上顎《あご》についていますが、あなたの舌は、下顎の上にだらりと寝そべって、上の前歯を押していませんか？（次頁の図参照）

あるいは、仰向けに寝たとき口は閉じていますか？　しばらく寝ていると顎が下がり口が開いてきますか？　そのとき舌が上顎から離れていませんか？

これは舌が運動不足な証拠です。食べ物を飲み込むときだけしか舌を動かしていないと、舌の筋肉が弱くなっていきます。

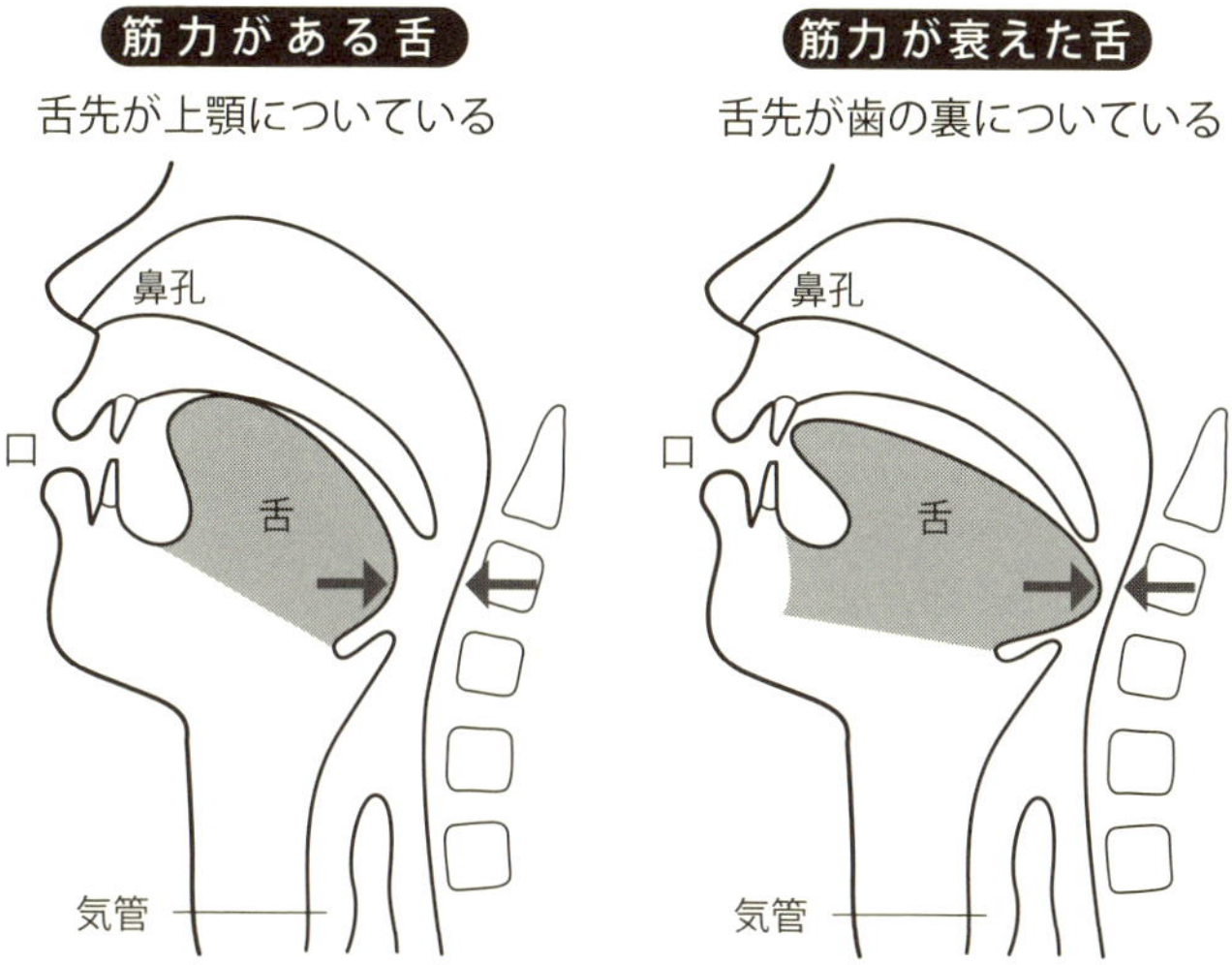

水を飲むときがわかりやすいのですが、飲み込むとき、喉が大きく動きます。生ビールをジョッキで飲む人を思い浮かべるとわかりやすいですね。これもまた、筋肉の運動です。

さらに、唇を閉じていなければ、飲み込む動きもしにくいものですし、おしゃべりしながら食べ物を飲み込もうとしたときに、間違って気管に入ってむせることがあるでしょう。これらは、食べ物や飲み物が気管に入っていかないように喉の動きを制御しなければならないからです。

大人になると、飲み物を瓶やペッ

トボトルなどからラッパ飲みするとき、一口飲むたびにいちいち口を離す人は少なくなります。ところが、子どもはそれがうまくできません。これは、容器の口に唇を当てると唇が開いたままになるため息を止めて飲み込みますが、その動きが難しいからです。

それでも間違って食べ物や飲み物が気管に入りそうになることがあります。間違って気管に入ってしまうと、体は異物を吐き出そうとします。これが咳です。むせて咳が出るのは、体のためには大切な反応なのです。

しかし、咳をするための筋肉が衰えると、咳ができなくなります。そして、咳をしすぎて胸の筋肉が痛むことがあるように、咳とは案外、筋力を使うものなのです。

無意識に行なっている「食べる」という行為ですが、これだけたくさんの器官や機能が働いて、食べ物は胃に運ばれています。どれかひとつに不具合が起きても、うまく食べられなくなりますし、食事の楽しみもうんと減ってしまいます。

【喉の仕組み】

食べ物が喉を通る時、喉頭蓋が気管を塞ぐため、
食べ物が誤って肺に入るのを防ぐ

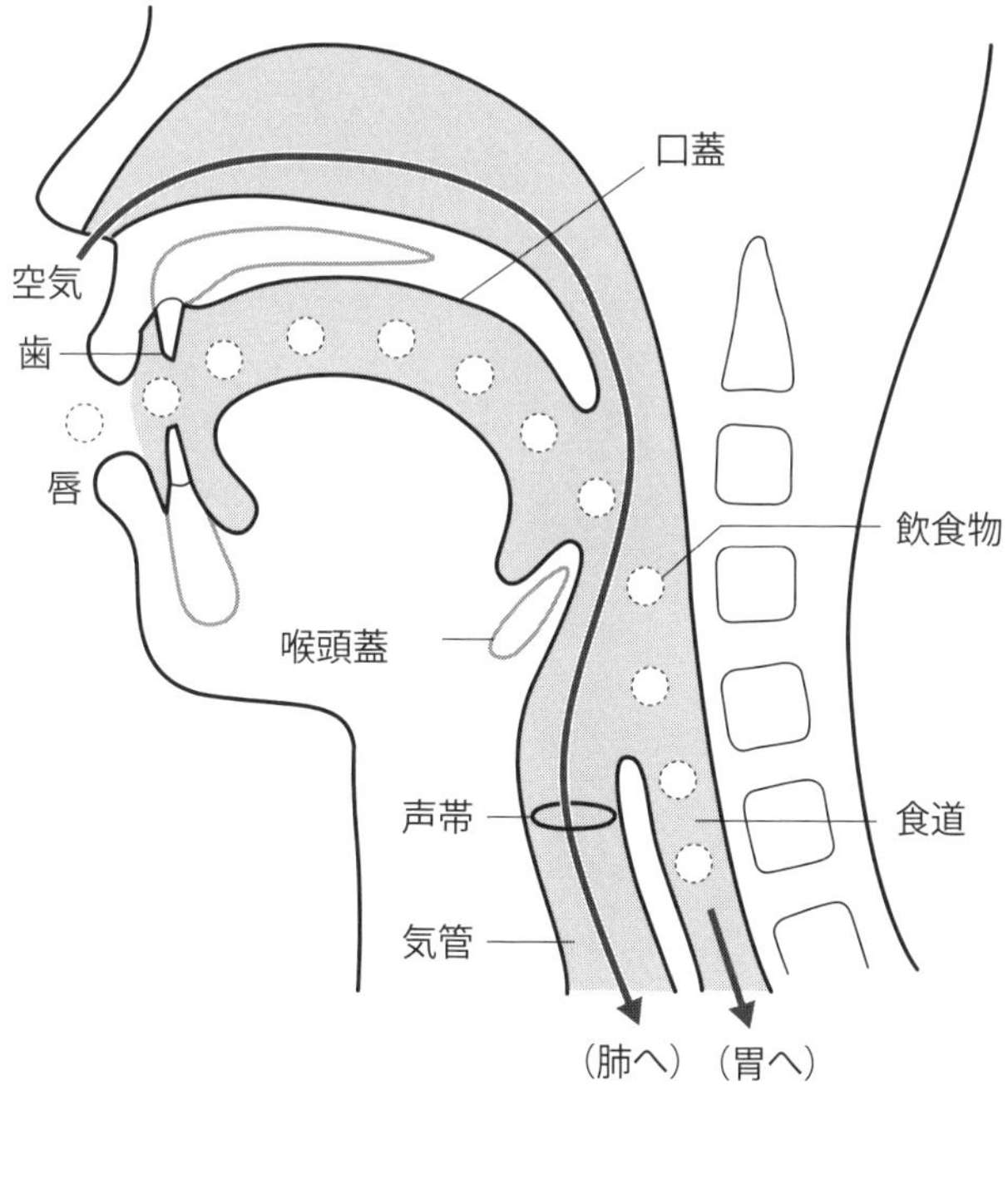

「呼吸する」ために必要な機能

自然に物事を行なうことをたとえて「息をするように」と表現します。「息をするように嘘をつく」などという言い方は、皆さんもお使いになったことがあるかもしれません。

こうしたたとえになるくらい、呼吸というものは、通常は無意識に行なうものです。何しろ、睡眠中も呼吸は休みませんから、無意識中の無意識です。

それとは別に、意識的に呼吸するときがあります。深呼吸をするときや、水泳で息継ぎをするようなときです。息が弾むような運動をしたときも、呼吸を意識するかもしれません。

こうしたときは、大抵はたくさん酸素を取り入れたい場合で、口から空気を吸うことが多いことでしょう。鼻腔から吸うよりもたくさんの空気を取り入れられるので、非常に理にかなっています。

一方、とくに意識をしていないときの呼吸は、風邪や鼻炎、蓄膿症や花粉症などで鼻が詰まっていない限り、本来は鼻から行なうようになっています。

これは、パートⅠでもお話ししたように、空気中の雑菌をなるべく吸い込まないようにするためと、口の中の乾燥を防ぐためです。鼻には雑菌の侵入を防ぐための粘液があり、これが雑菌を鼻腔の外へと押し出しています。同時に、入ってくる空気を適度な温度や湿度に整える役目も果たしています。

鼻毛は、網戸のような役割を果たしていて、大きな汚れの侵入を防いでいます。

ですから鼻呼吸が優先されているのですが、鼻が詰まっていたり、鼻で呼吸する力そのものが弱くなっていたりすると、無意識に口で呼吸していることが多くなります。

それでも起きているときは、意識的に鼻で呼吸するように気をつけることができます。しかし、睡眠中は意識することができません。口呼吸になりやすく、ときには「睡眠時無呼吸症候群」のような呼吸障害が出てしまうこともあります。

「睡眠時無呼吸症候群」とは、その名の通り、睡眠中に呼吸が止まってしまう病気です。肥満の人に多く見られます。止まってしまうといっても、ずっと止まったままだと死んでしまいますから、ふつうは10数秒ほどのことです。しかし、睡眠中に何度も発生したり、1回の無呼吸が数十秒にまでなると、圧倒的に酸素の量が足りなくなってしまいます。

呼吸が止まるのは、多くの場合、首や喉のまわりの脂肪過多により気道がつぶされる、アルコールによって筋肉が弛緩《しかん》する、とくに舌の筋力低下による舌根沈下、口呼吸のために咽頭が狭くなるといったことが関係しています。

肥満の人に睡眠時無呼吸症候群が多いのは、舌や気道の組織が増えて、結果として、気道がふさがれてしまうからです。とくに仰向けで寝ている状態で、この現象が起こりやすくなります。

いびきをかいている人を転がして、横向きに寝るよう姿勢を変えるといびきが止まることがあります。これは仰向けの姿勢よりも気道への圧迫が緩み、スムーズに空気が通るようになるためです。

これまでのお話で、口呼吸よりは鼻呼吸がいいことはおわかりいただけたと思いますが、普段から意識しなくても自然に鼻呼吸になるよう心がけることが大事です。それには、日常から口の機能を高めることを心がけることが基本ですし、とくに鼻腔、口腔、咽頭や気道などの機能を正常にすること、加えて口蓋垂や気道周辺の筋肉が弛緩することなく働くようにすることが必要です。

そのために有効な取り組みについてはパートⅢを参考にしてください。

口の機能低下はコミュニケーションの減少につながる

人間は社会的動物であるといわれますが、それはただ生命を維持しているだけでは人間は生きていけないということだと思います。社会をつくって、その中で生きていくにはお互いにコミュニケーションをとることが必要です。

実際には、自分の意思や感情を伝えることができなければ、コミュニケーションがうまくいきませんから、非常に生活しにくくなることは容易に想像できます。診察においても同じです。

たとえば、お腹が痛くなって病院へ行っても、医師に症状を伝えられなければ的確な治療を受けることは難しくなります。

会話をするには、何より言葉を発声しなければなりません。声は、声帯が体内からの空気によって振動することで音になります。その振動はスピーカーの役割をする顎などの骨にも伝わり、拡大されます。

じつは声が出るだけでは、意味のある音つまり言葉にはなりません。唇の形、頬の形、舌の動きなどを少しずつ変えることによって、いく通りもの音を出し、その組み合わせが言葉となるのです。

日本語の五十音は母音と子音の組み合わせで構成されています。母音は、声帯の振動で発せられる音であり、子音は吐き出される息が唇や舌、頬、歯などで遮られたり摩擦したりする音です。

このとき、上手に息を吐き出して的確に声帯を振動させることができないとか、唇や舌、頬、歯、口の開閉に関わる顎などが思うように動かせないといった具合に、口の機能に障害があると、うまく五十音を発声できなくなります。

たとえば、入れ歯を入れた直後に滑舌が悪くなることがあります。口内の乾燥や炎症などで声が小さくなることもあります。そうして口にトラブルがあり、うまく発声できないと、ついつい人と話すのが億劫になり、まわりの人たちと疎遠になってしまうこともあります。

それまで当たり前のように声を出し、会話していた人でも、60歳を過ぎたあたりから滑舌が悪くなってきたり、声量が低下してきたりすることがあります。これは、発声に必要な唇の動き、歯の状態、舌の動き、声帯などの喉の機能、呼吸機能などが低下してくるからです。

私は歌が大好きで、健康法のひとつとしてカラオケで歌うことも推進しています。楽しく歌を歌うことは、血圧を安定させる、代謝を活発にする、免疫力を高めるなど、体全体にさまざまな健康効果が期待できますが、口の機能のトレーニングとしても非常に効果的です。

歌を歌うと、自然に唇や舌、喉などの筋肉を使いますし、呼吸も深くなります。仲間と楽しく歌うと、会話も多くなるので、この点でも口のトレーニングになります。

「顔の表情」を豊かにするには口元の動きも大切

人間の顔には小さな筋肉が約60種類もあり、相互に作用して顔の表情をつくっています。じつは、顔の表情で大事な役割を担っているのが口元の動きです。たとえば、唇をすぼめたり口を大きく開けたりする、口角を上げたり下げたりすることで顔の表情は違ってきます。

そうした口元の動きにも、さまざまな筋肉が作用しています。口角を動かす「頬筋《きょうきん》」が衰えると、口角が下がってしまいます。童話などに出てくる魔女が意地悪そうな顔つきで描写されているのは、頬筋が衰えて口角が「へ」の字に下がっているからなのかもしれません。

自分はまったく不機嫌ではないのに、口元の筋肉が衰えてしまうと、不機嫌そうに見えてしまうこともあります。

笑顔というのは、言葉が通じない場合でも「敵意がない」「喜んでいる」という感情を伝えられる、もっともシンプルなコミュニケーション手段です。赤ちゃんでもうれしいと笑いますね。

認知症になるとだんだん表情が乏しくなりますが、他人の表情から感情を読み取ることも困難になってくるといわれます。そんな認知症の方でも、まわりの人の笑顔には敏感に反応します。

笑顔はとても人生を豊かにしてくれる表情なのです。ですから、口元の筋肉が衰えて、いつも不機嫌そうな顔になってしまうのは、だいぶ損をしているかもしれません。いつまでもいい笑顔でいるために、口元の筋肉の衰えを防ぎましょう。

口元の動きに関する筋肉としては、頬筋《きょうきん》（口角を動かす筋肉）、口輪筋《こうりんきん》（口元の表情をつくる筋肉）、頤筋《おとがいきん》（アゴのラインを形成する筋肉）などがあります。

何歳になっても素敵な笑顔でいるために、これらの筋肉の衰えを防ぐことが必要です。そのための口元の体操としてパートⅢで紹介している

「お口の太極拳」をぜひやってみてください。口の機能低下を防ぐ効果もありますし、誰でも簡単に続けられます。

ふだんから鏡の前で笑顔づくりをしてみるのもいいですよ。

もうひとつ、口元の動きと笑顔で忘れていけないのは、口の中の印象です。きれいに磨かれた歯や整った歯並びは健康なイメージを与えます。口の中をきれいに整えることも大事です。

まだある口の働き

これまでに挙げたのは口の代表的な機能ですが、ほかにも口の働きがあります。

たとえば「咀嚼（ものをよく噛み、飲み込むまでの動きのこと）」は、ものを食べる働きをしているだけではありません。「神経や脳を刺激する」、「唾液を出して免疫力を高める」、「毒物を排出する」、「咀嚼に必要な筋力を鍛える」といった役目をしています。

そのほかに、食べ物の美味しさを感じる「味覚」は、舌の表面にある「味蕾《みらい》」という突起が甘み、酸味、塩、苦味、うまみという5種類の味の違いを感じ取る機能です。舌の表には、味だけでなく食べ物の温度、食感、舌触りなどを感じ取る機能もあります。

こうした口の中の感覚はとても繊細で、魚の小骨や植物の種などの異物が入ってくると、違和感を覚えます。そうして、体に有害なものが間違って入らないように防いでいるのです。

(2) 器官ごとの役割

大まかに口の働きについてお話ししましたが、今度は、それぞれの器官の役割について説明しておきます。

歯の関連組織

・歯（永久歯）

歯の働きには、食べ物を噛み砕き唾液を出す以外にも、「話す」「力を入れる」「ストレスを発散する」など、食事とは関係のない役割もあります。

食べるということに注目すると、32本の永久歯にはその形状に応じて、それぞれの働きがあります。

上下8本の前歯は、食べ物を噛み切る役目です。上下に2本ずつある

「犬歯《けんし》」とか「糸切り歯」とも呼ばれる先端が尖った歯は、食べ物を切り裂く働きをします。

そのほかの奥歯は、「臼歯《きゅうし》」と呼ばれ、その名の通り、臼のように食べ物を磨りつぶす働きをします。

歯を抜いてしまうと顎の形が変化して顔の表情が徐々に変わってしまうこともあります。顔のイメージにとっても歯の存在は大切なのです。

・歯肉《しにく》

歯を支える歯肉（歯茎）の粘膜は、コラーゲン繊維などでできていて、歯を包む骨を覆っています。歯肉があることで、歯はぐらつくことなく骨にくっついていられるのです。歯と歯肉の間に細菌が入り込むのも防いでいます。

歯肉の細胞は常に入れ替わっています。

・歯槽骨《しそうこつ》

歯は、根（歯根《しこん》）が顎の骨の中に入っている状態で生えています。歯根が入っている部分の顎の骨を歯槽骨といいます。歯を支えるほかに、物を噛んだときにかかる力を受け止める働きもしています。

・歯根膜

歯根膜は歯槽骨と歯根との間にある薄い膜です。歯と歯槽骨をつなぐ役割のほかに、食べ物の硬さや柔らかさを判断して咬合力《こうごう》を調整します。

歯は噛むときにかなりの衝撃を受けますが、歯根膜がクッションの役割をして歯やまわりの骨を守っています。ですから、口のトレーニングを行なうときに強く噛みしめすぎないようにしてください。歯根膜症になることがあります。

上顎骨・下顎骨・顎関節・関節円板

上顎と下顎の骨をそれぞれ上顎骨《じょうがくこつ》、下顎骨《かがくこつ》といいます。それぞれの骨は、両耳の手前にある顎関節でつながっています。下顎の突起が上顎のくぼみにはまり込む仕組みです。

突起（下顎頭）とくぼみの間にはクッションの働きをする関節円板があり、口がスムーズに開け閉めできるようになっています。口を開くときは、顎関節が上下に開くと同時に、関節円板と下顎が前にスライドします。この動きによって、口は大きく開くのです。その動きを次頁の図で説明してあります。この動きがうまくいかず、口の開閉のたびに音が出たり、口が開かなくなったりするのが「顎関節症」です。

ちなみに、顎を動かすには、いくつもの筋肉が働いています。口を開けるための開口筋、食べ物を嚙む際に使う咀嚼筋などのほか、首や背中の筋肉なども総動員されています。

【口が開く仕組み】

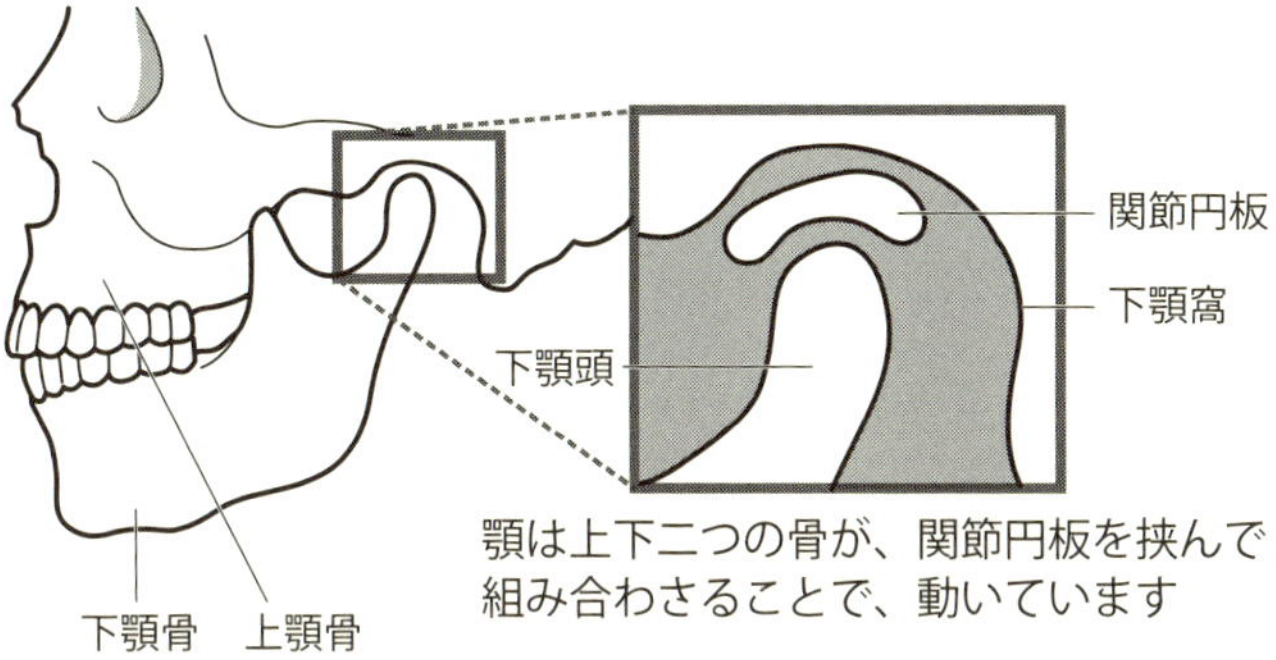

顎は上下二つの骨が、関節円板を挟んで組み合わさることで、動いています

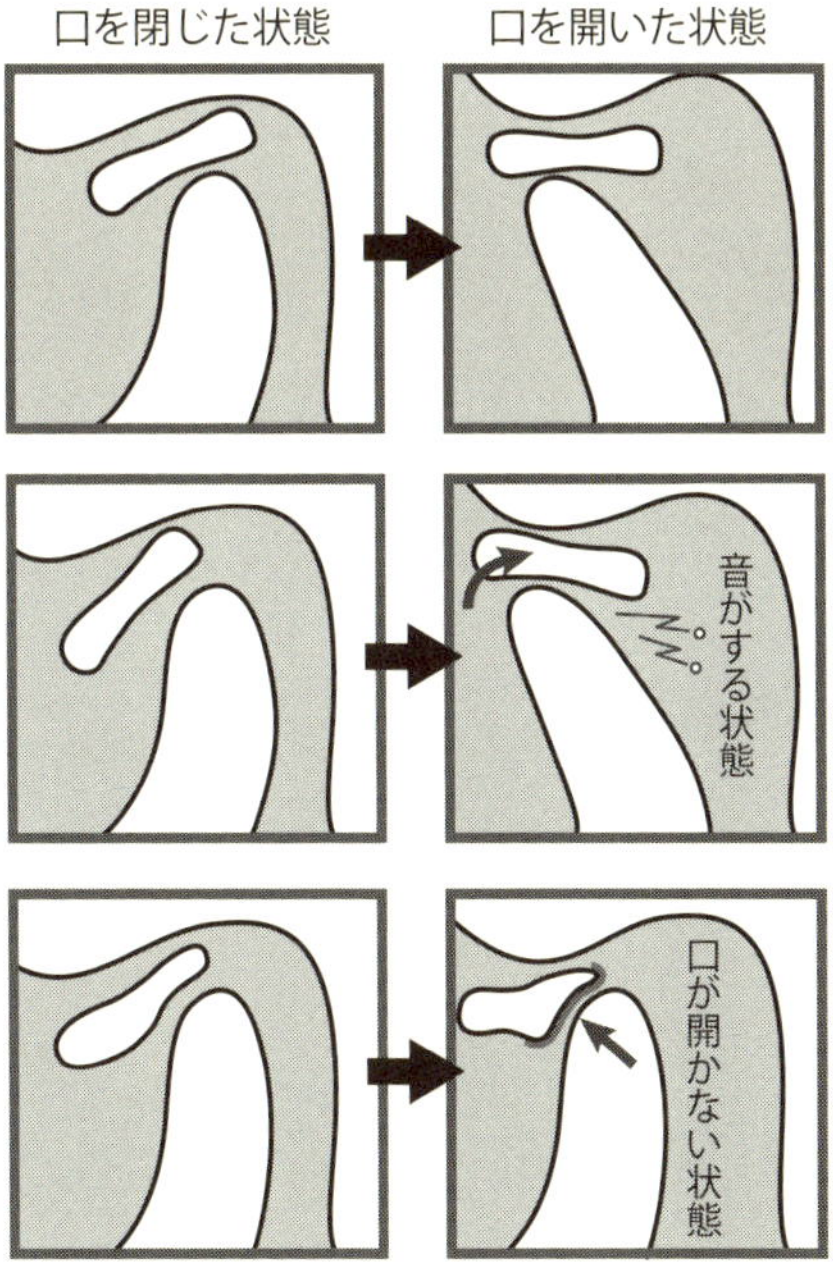

正常な場合

正常な状態の顎関節では、関節円板が前方にスライドして、口が大きく開く

音がする場合

関節円板がずれると、口を開閉するときに音が出てしまう

口が開かない状態

関節円板がずれて下顎頭に引っかかってしまうと、口が開きにくくなる

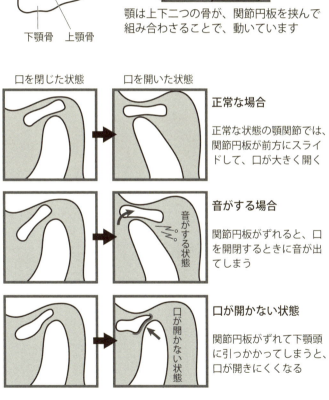

舌

「舌足らず」「舌が回る」という言葉があるように、舌の位置によって発音や滑舌が変わることはよく知られています。

また、舌には味覚を感じ取るほかに、食べ物を取り込んで喉の奥に送ったりする働きもあります。

食事の際や話す際に舌と歯が触れ合う機会は多いのですが、それ以外のときも舌先が前歯の裏に当たっていると、舌が歯を押し出すことになり、歯並びが悪くなる場合もあります。

さらに、東洋医学の世界では「舌診《ぜっしん》」といって、舌の状態を観察することで、その人の体質や現在の健康状態の診察も行ないます。

この舌診では、舌の厚みや舌の表面に苔《こけ》（舌苔《ぜったい》）があるか、舌痕《ぜっこん》がある（歯型がついている）か、などを見ます。舌苔には体に有害な細菌が繁殖している場合がありますので、舌が白く覆われている場合には舌苔を培養して、雑菌の種類と量を調べることもあります。舌の付着菌を調べると、口の中の健康度がわかるだけでなく、生活習慣の改善に役立てることもできます。

唾液腺

唾液をつくる細胞の集まりを唾液腺《だえきせん》といいます。おたふく風邪にかかったときに腫《は》れるのも、この唾液腺のひとつである耳下腺です。これは耳の下にありますが、そのほかに顎の下（顎下腺《がくかせん》）や舌の裏（舌下腺《ぜっかせん》）にもあります。

口腔粘膜

頬の内側は、皮膚で覆われた体の表面とは異なり、皮膚がない柔らかい組織でできています。この組織を口腔粘膜といいます。

毛細血管がたくさん分布していて、間違って噛んでしまったり、熱いものを口に含んだりすると、傷や火傷になりやすいです。この傷に細菌が入り込むと、さまざまな病気の原因になります。

口の中は皮膚の表面よりも傷つきやすいのですが、唾液で常時湿っていますし、唾液が傷を修復する作用ももっているので治癒が早いのです。

咽頭・喉頭・鼻腔

私たちが喉と呼んでいるのは、次頁の図にある喉頭《こうとう》と咽頭《いんとう》を合わせた部分のことです。

咽頭のうち口の奥にあるのが中咽頭《ちゅういんとう》です。そこから上の位置にあるのが上咽頭《じょういんとう》で、鼻腔《びくう》とつながっています。

中咽頭より下にある下咽頭《かいんとう》で喉頭と咽頭が分かれます。つまり、食べ物と空気の分岐点になっていて、食べ物は咽頭を通じて食道へ運ばれていきますが、空気は喉頭を通って気道へと運ばれていきます。

上咽頭が鼻とつながっているために、水泳中に水を飲むと鼻に入った

【喉頭と咽頭】

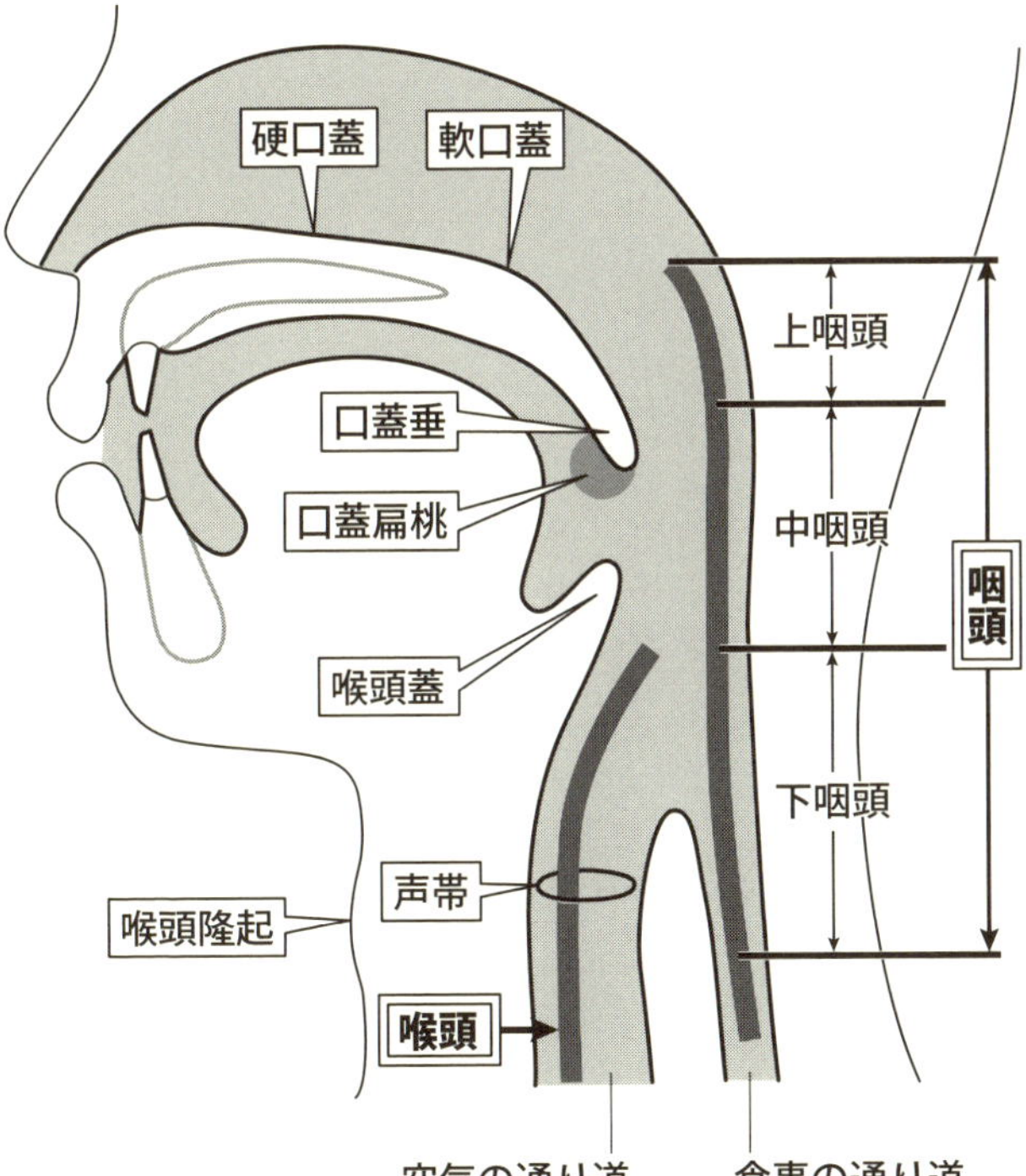

り、逆に鼻汁などが口や喉の奥に落ちてきたりすることもあります。咽頭には細菌やウイルスから体を守るためのリンパ組織である扁桃《へんとう》もあります。「扁桃炎」は口蓋扁桃が炎症を起こした状態をいいます。

一方、喉頭のうち隆起した部分は喉頭隆起《こうとうりゅうき》といわれますが、これは俗にいう喉仏《のどぼとけ》のことです。喉仏は軟骨の一種で、声を出すうえで重要な器官「声帯」が収まっています。人は声帯の開閉と息による振動で、声を出しています。

口腔と鼻腔の境にあるのが口蓋《こうがい》です。このうち、鼻の穴に近い部分が硬口蓋で、奥の部分が軟口蓋です。この軟口蓋も、開閉によって破裂音や鼻音を出す役割を果たしていますが、食べ物が鼻の方へ逆流しないように防ぐ働きもしています。

「喉ちんこ」とも呼ばれる口蓋垂《こうがいすい》も、食べ物が鼻のほうへ逆流しないように防ぐ働きをしています。そのほか、喉頭には、食べ物が気道に入らないよう蓋の役割をしている喉頭蓋《こうとうがい》もあります。

(3)健康を守るためのお口の働き

唾液の働き

唾液は消化液であると同時に、洗浄剤・抗菌剤でもあり、保湿剤でもあり、歯や粘膜の保護液・修復液でもあり、中和剤でもあります。

さらに、唾液は口の中での働きだけでなく、全身の健康についても重要な役割を担っています。

健康な成人は1日に1リットルから1・5リットルもの唾液が分泌されるといわれています。交感神経が唾液の分泌を促進するほか、唾液腺への刺激によっても分泌が盛んになります。

ここで唾液の働きを整理しておきます。

○咀嚼・嚥下を助ける

唾液は食べ物を湿らせて細かくすりつぶす助けをし、さらに飲み込みやすくしています。また、食べ物の中に含まれている味の成分が唾液の中に溶け出すことで、舌で味を感じやすくしています。

○発音を助ける

口の中を湿らせることで、スムーズに声が出て、滑舌もよくなります。

○胃の消化・吸収を高める

唾液に含まれるα-アミラーゼがデンプンを分解し、消化しやすくしています。

○細菌やウイルスを殺菌し口の中を洗浄する

唾液によって口の中に残ったものを洗い流すとともに、細菌やウイルスの活動を抑えます。

○歯や粘膜を保護し修復を助ける

唾液には、歯や口の中の粘膜が傷つかないように保護したり、補修を助ける成分が含まれています。

○口の中を中和する

唾液には、急激な酸性やアルカリ性に変化しないよう口の中を中和する成分も含まれています。これによって歯垢が酸性に傾き、虫歯や歯周病の原因になるのも抑えます。

○発ガン性物質などを抑制する

唾液の中には発ガンや変異原性（遺伝子を変化させて体に悪影響をもたらす性質）を抑制する成分も含まれています。

○体の組織を修復

唾液には、壊れた組織を修復する効果をもつ成分も含まれています。

口の中の雑菌が排出される仕組み

口から細菌やウイルスが体の中に入り込まないよう、口の中には異物を排出するさまざまな仕組みがあります。主なものをまとめておきます。

線毛運動

パートⅠでも触れましたが、喉（咽喉）や鼻腔の内壁は、線毛が覆っています。線毛が波打つことで、線毛の周囲にあるサラサラとした液体（ゾル層）が規則的に揺れます。それによって線毛先端を覆う粘液（ゲル層）の表面が波打ち、その動きによって異物が体外へ送り出されます。

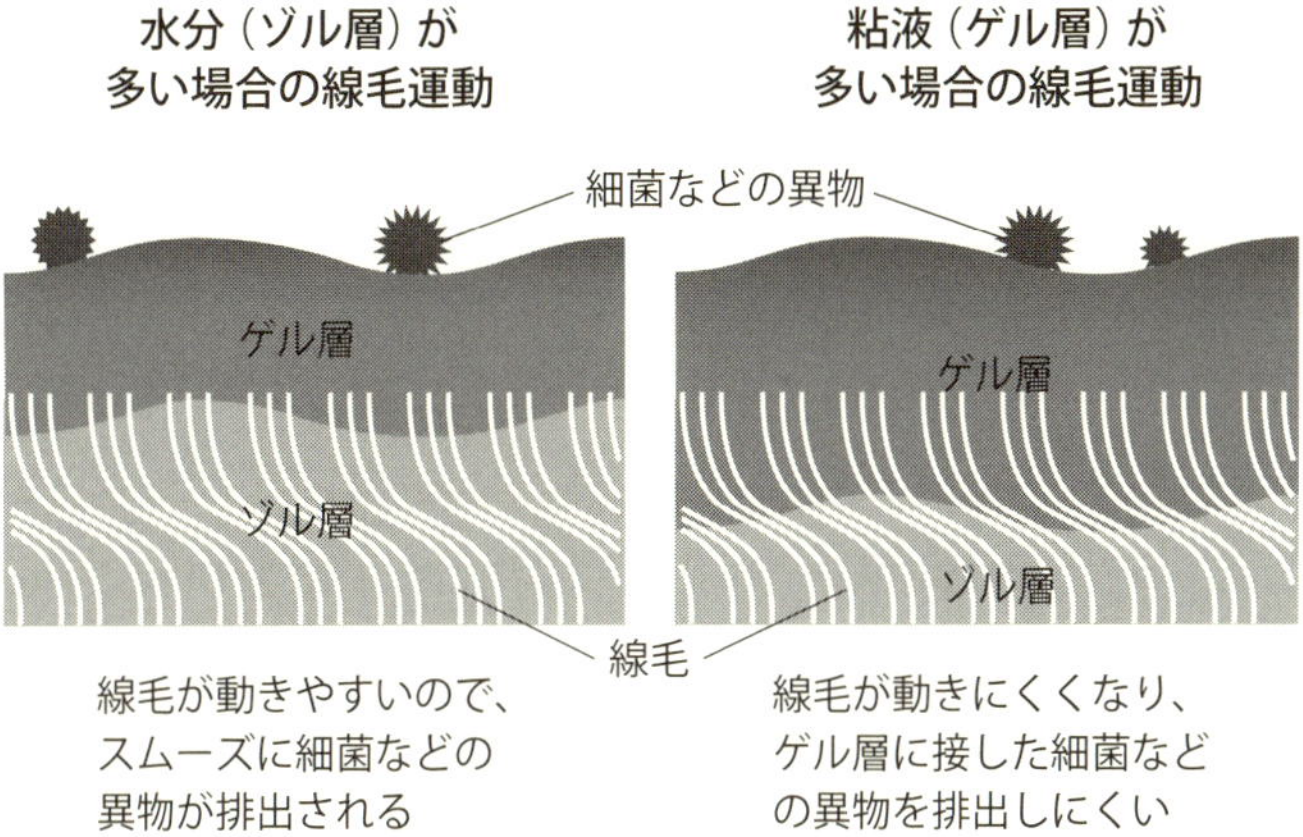

線毛が動きやすいので、
スムーズに細菌などの
異物が排出される
線毛が動きにくくなり、
ゲル層に接した細菌など
の異物を排出しにくい

線毛はゾル層（下層）とゲル層（上層）のバランスがいいとよく動きます。しかし、口が乾燥して水分が足りなくなったり、急に寒くなったり、タバコを吸ったりすると、ゲル層とゾル層のバランスが崩れて線毛がうまく働かなくなります。

それで、寒いときやタバコを吸ったときには線毛が異物をうまく排出できず、代わりに咳き込んで排出しようとするのです。

この運動によって異物と一緒に排出されるゲル層の粘液が、鼻水や痰になります。

線毛運動が弱くなると、異物が排出できなくなり、炎症を起こします。気管で起こると気管支炎、鼻腔で起こると副鼻腔炎です。

寒いときやタバコを吸ったときに排出されるゲル層の粘液が痰であるとお話ししましたが、体は正常な状態でも常に痰を排出しています。よく寝起きに痰が出ますが、これは正確には気道感染をしないように体を守っていた粘液です。

痰の色は、中に含まれる菌や粘液成分によって色が変わります。赤血球が多い場合には薄い赤です。粘液の中にバクテリアと戦った白血球や好酸球が増えると黄色くなります。

咳

咳は、気道に入り込んだ異物を排出するための体の反応です。

また、気道に炎症が起きたとき、粘り気の強い痰を排出する場合にも咳が出ます。

嘔吐

胃の中の異物や刺激物、毒物を他の内容物とともに吐き出すのが嘔吐《おうと》です。飲みすぎや食べすぎ、食中毒（食あたり）、異物の誤飲、ストレス、乗り物酔い、妊娠（つわり）などでも嘔吐を伴うことがありますが、ほかの疾患が原因の場合もあります。

パートⅢ

今すぐ実践！
口の健康にいい
４つの習慣

お口の健康を保つ4つの習慣

パートⅠでは、口の中のトラブルだけでなく、体に現われるいろいろな不調の原因が、じつは口にあったということについてお話ししました。

ここでは、そういった口の中のトラブルや、そこからつながる不調を軽減するために効果的な4つの習慣についてお話ししたいと思います。

4つの習慣とは、歯磨き、うがいなどで「口の中を清潔に保つ」こと、唾液の分泌、水分補給、うがいなどで「口の中を乾燥させない」こと、口の中の乾燥や雑菌を防ぐために「鼻呼吸を意識する」こと、口の機能を保つために「口まわりの筋力づくりをする」ことです。

口の中のトラブルの多くは、これら4つの習慣を意識して実践していけば、必ず状態を改善させることができます。大事なことは、その習慣を続けていくことです。

口の中を清潔にしておけば、雑菌の繁殖を抑えることができます。いちばんは歯磨きをすることですが、何となく習慣として磨くのではなく、正しく磨くコツがあります。普通の歯ブラシ以外にもいろいろな用具があるので、それらをうまく使い分けてケアしていくことも大事です。3種類のうがいもしっかりやりましょう。

口の中が乾燥していると雑菌が増えてしまいます。喉に潤いをもたらすためは、こまめに水分補給することや、うがいを心がけることもおすすめです。

ただし、いつでも水分補給やうがいができるわけではないと思います。そこで重要になってくるのが、唾液の分泌を活発にすることです。唾液には口の中を潤す役割だけでなく、口の中を清潔に保つ役割もあります。

鼻呼吸が減って口呼吸が多くなると、口の中が乾きやすく、清潔に保つことも難しくなります。口の中を清潔に保つには、鼻呼吸を習慣化しましょう。

口まわりの筋力が落ちて、口の機能が低下すると、口を大きく開けて食べたり、話したり、笑ったり、歌ったりすることも少なくなります。噛む力や飲み込む力も弱くなって、通常の食事も食べづらくなり、食事の楽しみも半減してしまいます。口まわりの筋肉を意識的に鍛えることも心がけてください。

美味しく、安全で健康な食事を楽しむこと、楽しく会話できることが人生を豊かに過ごすことにつながることは、パートⅡでもお話ししたとおりです。突き詰めると、口の機能を低下させないことが年を重ねても豊かな人生を送るうえでは、とても大切なのです。

構造が複雑な口の中は雑菌がたまりやすい

口の中は構造が複雑なので、その分、雑菌がたまりやすい環境になっ

【雑菌がたまりやすい場所】

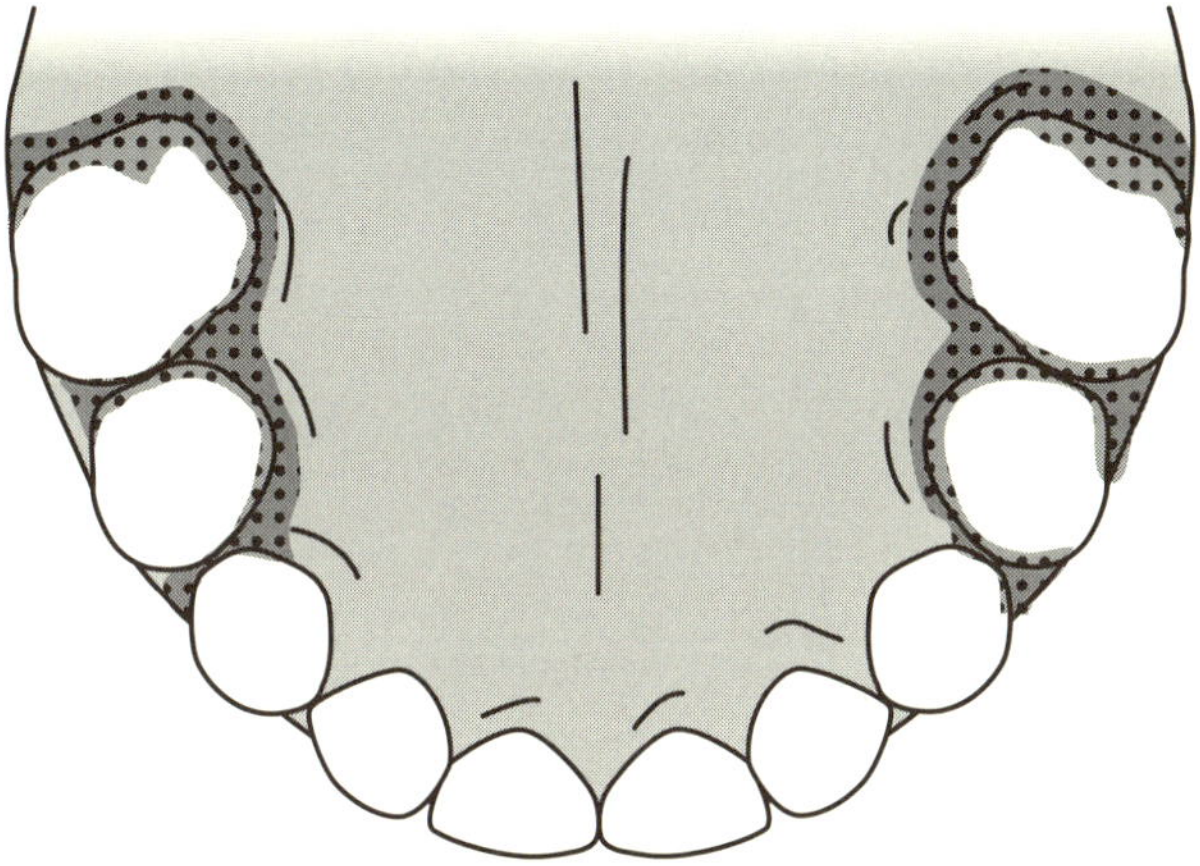

常に舌と接している部分、頬と歯肉の隙間が小さい部分、歯と歯の間などは、ケアが行き届かないので、雑菌がたまりやすくなる

ています。よく歯を磨く人で1000~2000億個、ほとんど磨かない人になると1兆個にもなるともいわれます。

また、肺炎が死亡原因だった人に関する調査では、通常のお口のケアを行なっていた人と、歯科医による専門的なお口のケアを受けていた人を比べると、前者の雑菌数は後者の約2倍だったといいます。

断定はできませんが、こうした調査結果からわかることは、正しくお口のケアをすれば、肺炎による死亡リスクを下げる効果が期待できるということです。

お口のケアは、これまでも何度かお話ししているように、単なる歯磨きの習慣のことではありません。というのも、雑菌は歯肉（歯茎）、口蓋（口の天井の部分）、舌の表面でも繁殖しやすいからです。

なかでも雑菌がたまりやすい場所があります。それは、常に舌と接している部分、頰と歯肉の隙間が小さい部分、歯と歯の間などです。どうしてもケアが行き届きにくいので雑菌がたまりやすくなります。

正しい歯磨きの方法

まず、歯肉や舌の表面までも含めた正しい歯磨きと、うがいのポイントを紹介します。合わせて、歯科医で歯磨きの実技指導を受けることも効果的です。

○歯ブラシの持ち方

歯ブラシを持つときは、ブラシ部分を小刻みに動かせるように、鉛筆を持つときと同じ持ち方にします。余計な力が入らないので、歯のエナメル質や歯肉を傷めずに、丁寧に磨くことができます。

○歯ブラシの当て方

ブラシの毛先を歯の面に対して直角に当てるのが基本となります。また、歯の間や、歯と歯茎の境目にも同じように直角に毛先を当てるようにしましょう。軽く押しつけるようにすると、歯の間の隙間に毛先が入りやすくなります。

歯の裏側の、とくにカーブがきつい部分などは、ブラシの先端部分の毛先を使って、できるだけ直角に当てるようにしましょう。

正しく歯ブラシを使えているかどうか、小さめの手鏡で確認しながら磨くと効果的です。

○歯ブラシの動かし方

歯磨きというと、大きくゴシゴシと磨くイメージが強いかもしれませんが、実際には、せいぜい2本ずつを狙って、毛先を軽く揺らすくらいのつもりで、ごく小刻みにブラシを動かします。歯の表面はカーブを描いていますし、歯の間や根元はくぼんでいるので、大きくブラシを動かすと、毛先がまったく当たらない部分が出てきてしまうからです。

成人の歯は、親知らずまで全部揃っていると32本。これを2本ずつ、裏と表の両面を磨くとすると、とてもではありませんが、1～2分でサッと終わるものではありません。きちんと歯を磨くと、じつは思ったよりも時間がかかります。

○磨く場所

それぞれの歯の表面・裏面はもちろん、奥歯の噛み合わせ部分や、歯と歯の間、歯と歯肉の間、そして歯肉も磨きましょう。

【正しい歯の磨き方】

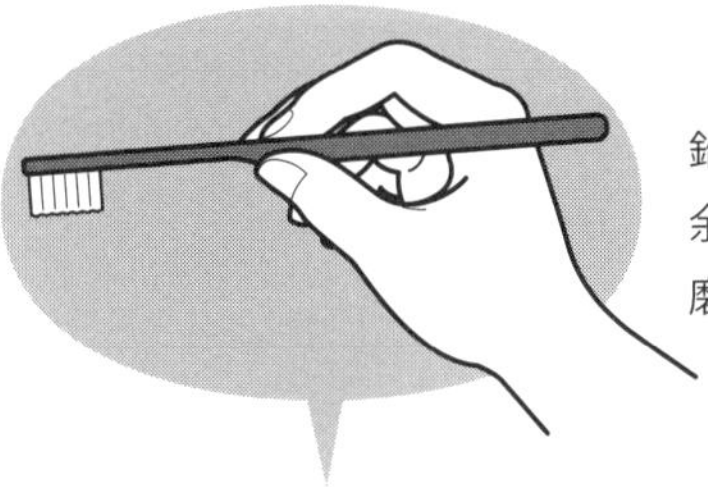

鉛筆と同じ持ち方で！
余計な力が入らず丁寧に
磨くことができる

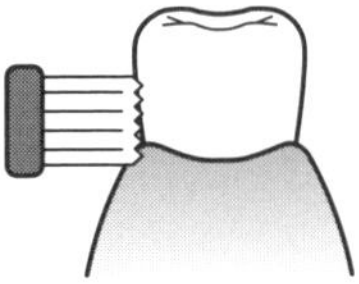

歯ブラシの当て方

毛先を歯の面に対して、
直角に当てる
歯の裏側も同様になるべく
直角になるように当てる

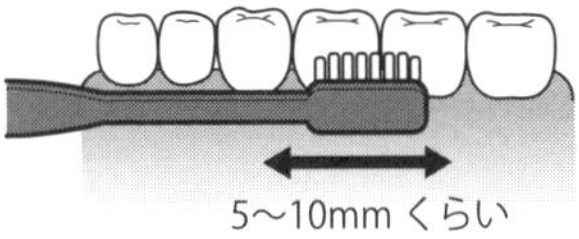

歯ブラシの動かし方

ブラシを小刻みに動かし、
１〜２本ずつ磨く

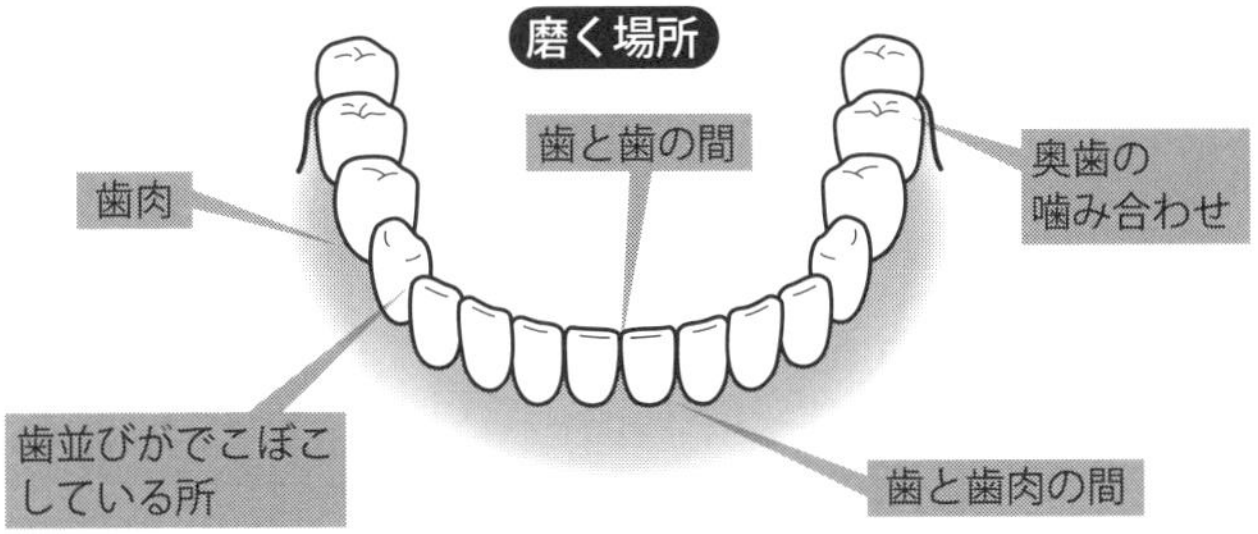

普段使っている歯ブラシで歯肉を磨くと刺激が強いと感じる場合は、毛が柔らかい歯肉用の歯ブラシも用意するとよいでしょう。

私はきちんと汚れが取れたかどうか、歯の表面のみならず、歯茎まで指や爪でこすってみて、汚れがついてこないかを確かめています。

○磨く順番

毎日3食後に必ず歯を磨く人でも、磨く順序を決めていないことは多いものです。また、自分の利き手（歯ブラシを持っている手）側の歯は磨きにくい場合もあるでしょう。

磨き残しをしないためには、順序を決めておくことをおすすめします。とくに磨きにくいと感じている部分から磨き始めると、磨き残しが少なくなります。

○歯磨き粉（歯磨きペースト）の使い方

市販の歯磨きペーストを使って磨くと、香料などの効果で、口の中がスッキリとします。しかし、スッキリすることと、汚れがきちんと取れていることとは別です。むしろ、スッキリと感じることに安心して、じつはきちんと磨けていないことが多いのです。

また、ペーストが泡立つと口の中が見えにくくなるので、狙った歯を磨けているかチェックしにくくなります。

ペーストにはタバコのヤニやカフェインなどによるステイン（黒ずみ汚れ）をとるための研磨剤が入っているものがあります。この種のペーストは15分以上かけて歯磨きするのには適さないこともあります。

そこでおすすめなのは、ペーストによる歯磨きは仕上げだと考えて、まずは水だけつけて歯を一本ずつ丁寧に磨きます。それが終わったら丁寧にうがいをし、その後でペーストをつけて仕上げをします。こうすると、磨き残しもなくきれいになり、口もさっぱりとして効果的です。

○歯磨きのタイミング

毎食後と就寝前・起床後に磨くことが理想ですが、外出中などで思いどおりに磨けない場合には、磨けるときにいつでも磨くように心がけるとよいでしょう。

それができないときは、うがいだけでも行なうように心がけましょう。じつは、食事の前に歯を磨くと、食事を美味しく感じる効果がありま す。というのも、プラーク（汚れ）には雑菌が繁殖していますから、プラークが口の中にある状態で食事をするよりも、落としてから食べるほうが、味の雑味がなくなるからです。

外出などで歯磨きを忘れがちな人は、起床後、就寝前だけは必ず磨く習慣をつけておくのもよい方法です。

歯ブラシ以外の用具も使いましょう

最近の歯ブラシはさまざまな工夫が凝らされていますが、残念ながら歯と歯の間の汚れを完全に取り去るには不十分です。そこで、歯の間の汚れを取る専用の用具を使う必要があります。フロス（糸ようじ）や歯間ブラシなどです。

じつは舌の上にも汚れが残ります。この場合は、普通の歯ブラシでは痛くてうまく磨けませんから、舌ブラシやスポンジブラシなどの専用ブラシを使いましょう。

歯科医で使っているような長い柄がついた小さな鏡や拡大できる手鏡などもあると便利です。

ここで主なものについて簡単に説明しておくことにします。

歯間ブラシ

歯の間を磨くための、棒状のブラシです。ようじを使うように、歯の間に差し込んで使います。

歯壁指サック磨き

シルク製の指サックを使って、眼鏡レンズを拭くように歯の壁をこすって汚れを落とします。サックは何回も洗って使えます。

デンタルフロス（糸ようじ）

歯の間の汚れを取り去るための糸です。歯と歯の間に差し込み、歯の表側と裏側から糸を引き合って、汚れを取ります。糸を切って使うタイプと、あらかじめ短い糸を柄に取り付けたタイプがあります。最初は柄のついたタイプが使いやすいかもしれません。

デンタルフロスを使っていて、歯の隙間が広がったと感じたり、引っ掛かりができたように感じたときは、虫歯ができたり、詰め物が外れかけていたりと、歯に何らかのトラブルが起きている可能性があります。どの部位で起きたのかを確認し、歯科医の診察を受けるといいでしょう。

舌ブラシ&ヘラ

短い毛先のブラシが扇のようについたブラシで、舌の表面を撫でるようにして、汚れを落とします。ヘラタイプのものもあります。舌の表面をやさしくこすりながら汚れを落とします。舌には小さな突起（舌苔）があるので、突起の間に汚れがたまると、カビが生じることもあります。

ワンタフトブラシ

ブラシの先端が円錐形に尖っています。歯と歯の間や、奥歯の入り込んだ部分など、歯ブラシで磨くには細かすぎる部位を磨くのに適しています。

スポンジブラシ

ブラシの代わりに小さなスポンジが付いたもので、介護で使用することが多いです。歯のほか、歯肉や頬の粘膜の汚れを取るのにも使います。洗口液などを含ませて使うこともできます。

手鏡、口内鏡

歯や口の中を確認しながら磨くには、鏡があると便利です。特に高齢者は視力が悪いので、手鏡などよく見える用具を使う必要があります。拡大鏡がついた手鏡や、歯科医が使うような口内鏡を用いるといいでしょう。手鏡や口内鏡にはライトが付いているものもあります。洗面所が暗ければ、こうした鏡を使うのもいい方法です。

正しいうがいの方法

パートⅠで、うがいには3種類あり、セットで行なわないとあまり意味がないとお話ししました。そこで、頬や口全体をすすぐ「ブクブクうがい」、隙間をすすぐ「グズグズうがい」、喉をすすぐ「ゴロゴロうがい」の正しい方法をわかりやすく説明しておきます（次頁参照）。

【正しいうがいの方法】

歯を磨くときは、「ブクブクうがい」「グズグズうがい」で雑菌や汚れを洗い流す

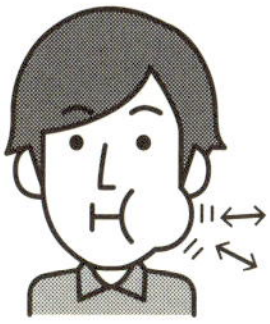

①左右の頬の「ブクブクうがい」
頬の片方ずつに水を入れ、水を入れた側の頬を10回ほど膨らませたりすぼませたりして、すすぐ

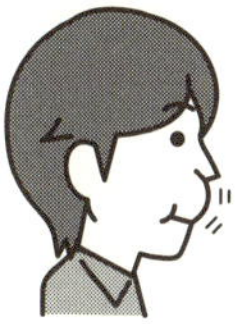

②上唇の「グズグズうがい」
上唇と上顎の歯や歯肉の間に水を入れ、鼻の下を膨らませたり縮ませたりして、すすぐ

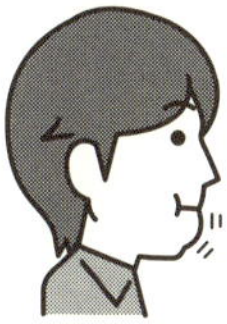

③下唇の「グズグズうがい」
下唇と下顎の歯や歯肉の間に水を入れ、顎の上を膨らませたり縮ませたりして、すすぐ

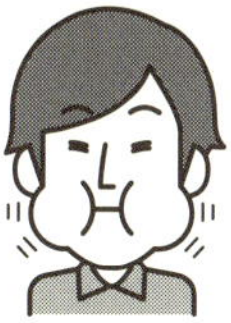

④口全体の「ブクブクうがい」
左右の頬を動かして、すすぐ

ゴロゴロうがい
「ブクブクうがい」「グズグズうがい」のあとに行なう
水が喉のほうへ届くよう、顔を天井に向けて舌や口蓋垂（のどちんこ）を震わせてすすぐ
喉に水が残らないよう、喉の奥から水を吐き出す

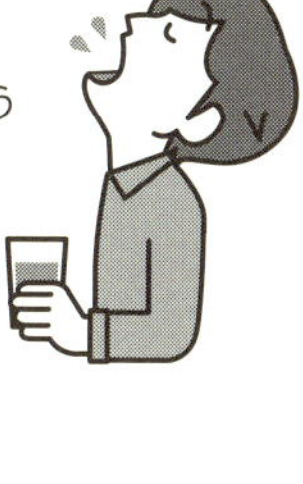

洗口液やうがい薬のなかには、体質によっては体に有害な成分を含むものもあります。レモン、柿渋、キシリトールでのうがいは、どの体質や症状の人にも体に害がないので、おすすめです。

花粉症の方たちによく知られている「鼻うがい」という方法もあります。これは口腔の汚れを直接取り除くものではありませんが、鼻腔の汚れを取り除き、口腔内に落ちてこないように排出するにはいい方法です。

片方の鼻の穴をふさぎ、逆の鼻の穴に塩水や専用の洗浄液を注いでゆすぎます。塩水や専用の洗浄液のほか、アズノールなどを使用するのもいいと思います。

うがいは、歯を磨くときだけでなく、口の中で繁殖した雑菌を洗い流すために、こまめに行なうといいでしょう。とくに、起床後すぐに行なううがいは、就寝中に口の中で繁殖した雑菌や腐敗した唾液を洗い流すので、たいへん効果があります。

唾液の分泌を促進する

口の中の衛生を保つためには、自分の体の中で産生される洗浄液である唾液の分泌が欠かせません。

唾液を分泌させるには、物を噛んだり、舌で舐めたり、飲み物を飲み込んだりと、口を使うことが効果的です。私は、口の中を乾燥させないためにも、15分に一度のペースで一口ずつ水を飲むことをすすめています。うがいをするのもいいでしょう。

また、顔の周囲にある耳下腺、顎下腺、舌下腺に刺激を与えることも効果的です。

唾液の分泌量は人によって異なります。日ごろから「口が乾きやすい」「飴玉を舐めてもなかなか小さくならない」など、唾液が少ないと感じる人は、マッサージをして唾液腺を刺激する習慣をもつといいでしょう。

【唾液の分泌を促すマッサージ】

- 耳下腺（耳の下から奥歯の周辺）の周囲を円を描くように回す
- 顎下腺（あごの内側）のあたりを指などで軽く押す
- 舌下腺（あごの真下）をギュッと押す

などのマッサージを行なう

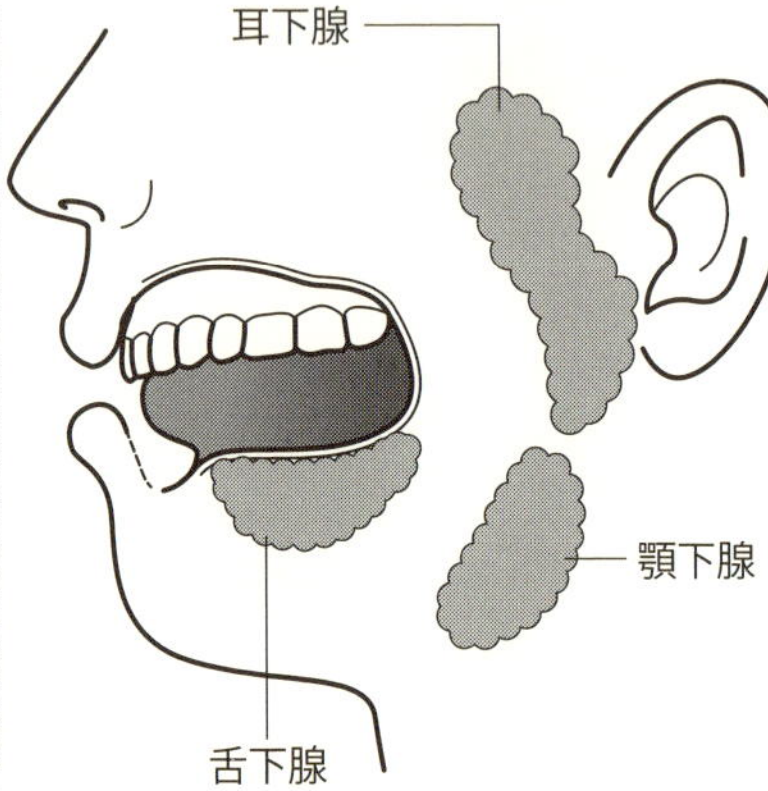

唾液腺を軽く押したり叩いたりして刺激を与えると、体はより良質の成分の唾液を分泌しようと、その部位の周辺に血液を送り込むようになります。唾液腺が固まって流れにくくなっているのを解消する効果も期待できます。

　唾液の分泌量が減少してしまう「シェーグレン症候群」という病気には、人工的に唾液の分泌を促したり補ったりする経口スプレーを利用してもいいでしょう。

鼻呼吸を意識する

パートⅠで、口の中の乾燥や雑菌などを防ぐためには、口呼吸より鼻呼吸がいいとお話ししました。それには、鼻呼吸を習慣にすることが大切です。

実際、鼻呼吸は日常の生活での意識づけにより習慣化できます。まずは1日に何度か鼻から大きく息を吐き出し、吸い込む練習を繰り返すところから始めてみましょう。

「鼻が詰まっている」「就寝中にいびきをかく」「風邪をひいている」など、どうしても鼻呼吸がうまくできないようなら、病院での治療も同時に行なうといいでしょう。

つい口呼吸をしてしまうという場合は、マスクを使うと、鼻呼吸を意識しやすくなります。

舌根の筋力づくり

口の機能を保つためには、口の機能に関わる筋肉を衰えさせないことが非常に重要です。

筋肉が日常生活に差し障りが出るほど少なくなってしまう症状を「サルコペニア」といい、とくに高齢者において問題となっています。

このサルコペニアは、顔の周囲の筋肉でも例外ではありません。顔の周囲の筋肉というと目元や口元を動かす「表情筋」をイメージしがちですが、じつはとくに重要なのは舌の筋肉と舌根周囲の筋肉（舌根筋群）です。舌根筋が衰えると、就寝中に舌が沈み、気道を塞ぎ、睡眠時無呼吸症候群になってしまいます。

私は患者さんに冗談で「睡眠時無呼吸症候群のはじまりは、情熱的なキスを忘れたころから」と言うことがありますが、舌の筋肉の働きはとても重要なのです。

年齢を重ねると、だんだん柔らかい食事や口どけのよい食べ物を好むようになってきます。嚥下障害による事故を防ぐためには、柔らかい食事も適宜取り入れることは必要ですが、それだけでは口まわりの筋肉は落ちてしまいます。

柔らかいものでもよく嚙むようにすること、食事全体の2～4割ほどは嚙みごたえのあるものにすることを心がけるようにします。

年を取るにつれて、お喋りをしなくなる、大声で笑わなくなるといった方が多くなります。これも口まわりの筋力低下につながります。

サルコペニアを防ぐためには、とにかく筋肉をよく使うことに尽きます。とくに口まわりの筋力については、「よく嚙む」「よく話す」「舌を動かす」「口を動かす」ことなどを意識してでも行なうことが大事です。

「お口の太極拳」は絶好の口腔機能訓練

お口の機能を高めるための筋トレとして、私がおすすめしているのが「お口の太極拳」（138～139頁）です。日常生活では十分に動かせていない舌や口を意識的に動かすための体操です。

イラストにあるように、①舌を出す、②舌を左右に動かすを何度か繰り返します。「舌の体操」が終わったら、続けて「イ・ウ・オ」の発声体操を行なってください。口まわりの筋肉を鍛えるのに効果的ですから、説明にしたがってやってみてください。

カラオケを趣味にしている方や、アンチエイジングに興味がある方にも、たいへんおすすめです。顔のたるみも防げますし、滑舌がよくなって会話がはずむ、歌が上手になるといった効果も期待できます。

そのほかに、口の中で舌を上下に動かしたり、上顎を強く押しつけたり、自由に動かしてみてください。睡眠時無呼吸症候群の解消・予防に役立ちます。ただし、歯を強く押さないように注意しましょう。

イラストにはありませんが、「パ・タ・カ・ラ」の発声体操は、はっきりと発音すると、嚥下に必要な口の機能を鍛えることができます。「パ」では口をしっかりと閉じてから開きます。「タ」では舌を上顎にしっかりとつけてから発音します。「カ」では喉の奥を閉じていることを意識して発音します。「ラ」では丸めた舌の先が上顎に付いていることを意識して発音します。

体操ではありませんが、「ガムラビング」という歯茎のストレッチがあります。

「ガム」とは歯茎のことです。唇と歯茎の間に人差し指を入れ、指の腹で歯茎をこすります。「お口の太極拳」と組み合わせるのもいいでしょう。

お口の太極拳

舌の体操

舌筋を鍛える

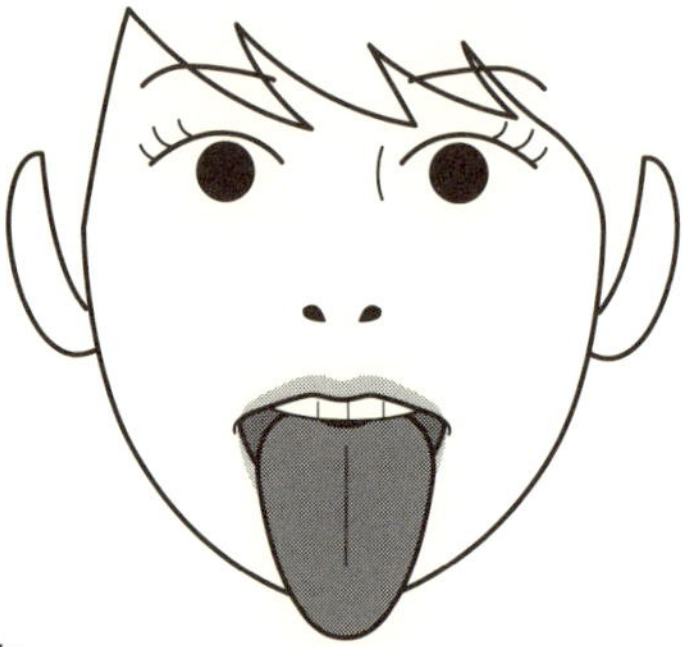

①舌を出す

「あかんべえ」をするときのように舌を大きく下へ出す
この状態のまま数秒キープ

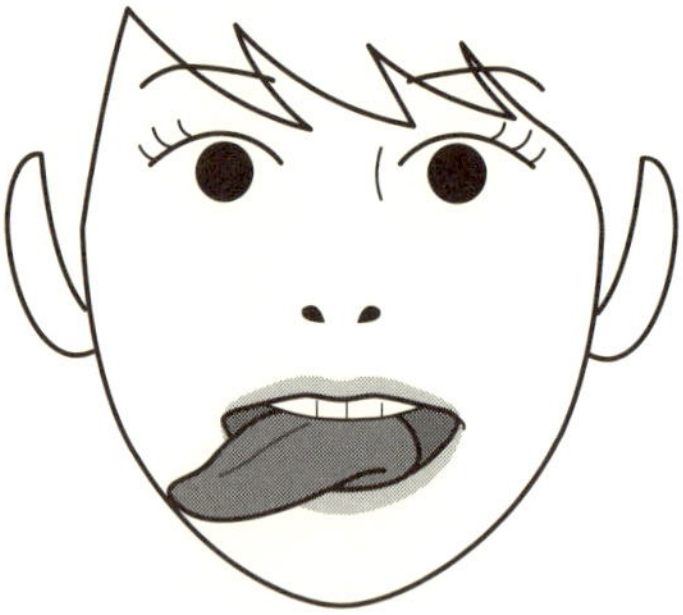

②下を左右に動かす

出した舌を右の口角に寄せる。
数秒続けたら、今度は左の口角に寄せる。
左右に数回ずつ繰り返すといい。

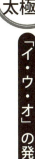

お口の太極拳

「イ・ウ・オ」の発声体操

口まわりの筋肉を鍛える

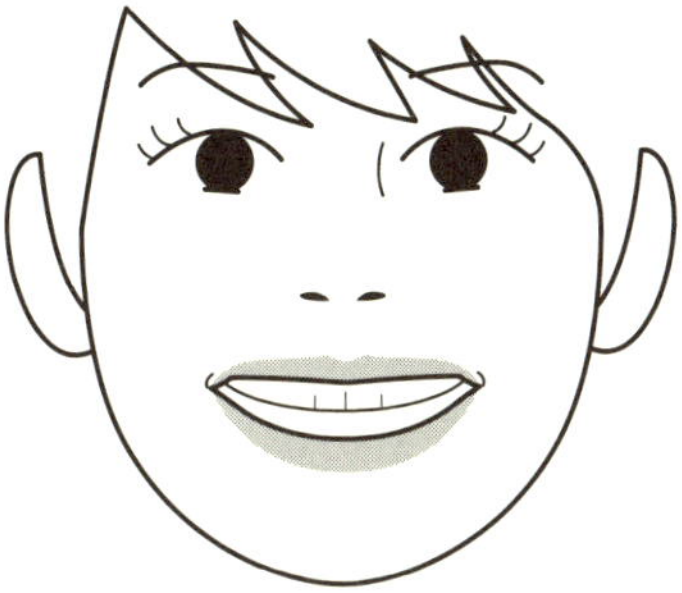

①「イ」
口角をギュッと横に広げ「イ～」と発音する
この状態のまま数秒キープ

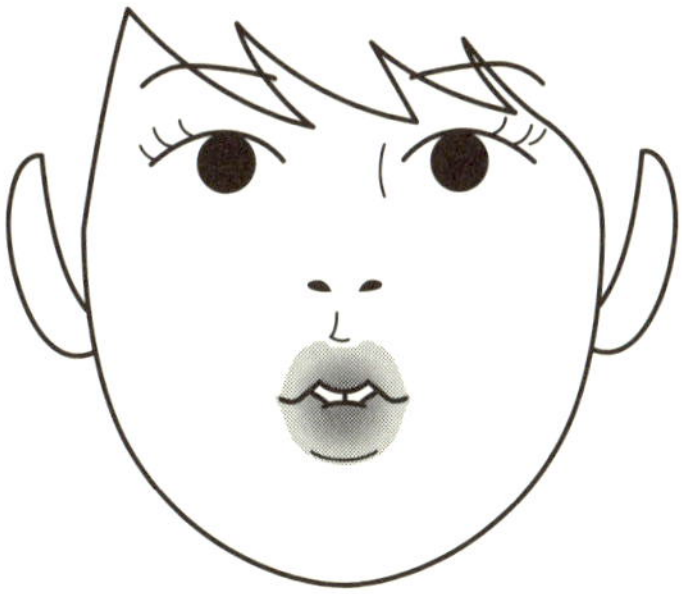

②「ウ」
口をギュッとすぼめて「ウ～」と発音する
この状態のまま数秒キープ

③「オ」
「ウ」の口を少し縦長にして、「オ～」と発音する
この状態のまま数秒キープ

唇の動きをよくするマッサージ

口を動かして食べたり、話したりするには唇の動きも大事な役割を果たします。たとえば、唇には食べ物を口の中にきちんと入れる役割がありますが、食事中に自分でも知らずに食べ物をボロボロとこぼしていることがあります。唇の動きが悪くなっているのです。

あるいは、唇が荒れて腫れたり割れたりして痛いと、大きく口を開けることができなくなります。そこまでいかなくても、唇がカサカサに乾いてピリピリしているだけでも唇を動かしにくくなります。

唇の色は体調によっても変化します。健康な唇はほどよい赤さですが、今日はどんな色か、意識して観察してみてください。

そのうえで、唇の健康のために誰でもすぐできることがあります。それは、唇の血行をよくするマッサージです。

『唇マッサージ』

①唇がカサカサしている人は、ワセリンや保湿用リップなどを唇に塗る。気にならない人は、そのままでもいい。

②唇の中心から端に向けて、指の腹部分をやさしく当てて指を振動させながら少しずつずらしていく。強くこすると唇の皮がむけるので、やさしくこする。

③上下ともに5回ずつ行なう。

④次に指の腹で唇全体を軽くポンポンとたたく。上下10回ずつくらいが目安。

※唇の皮膚は薄いので強くやり過ぎないように注意すること

『唇をつまんでマッサージ』

親指と人差し指で上唇をつまんで引っ張ったり戻したりを繰り返す。端から端まで全体的につまむ。同様に下唇も行なう。

唇マッサージ

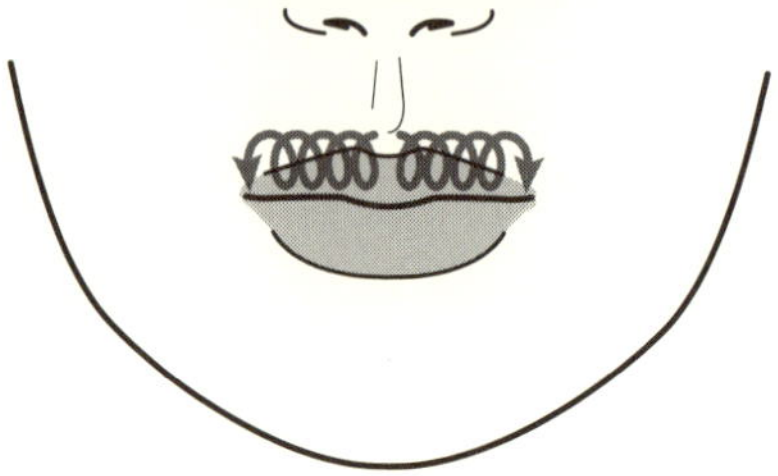

指の腹でやさしく円を描きながらマッサージ

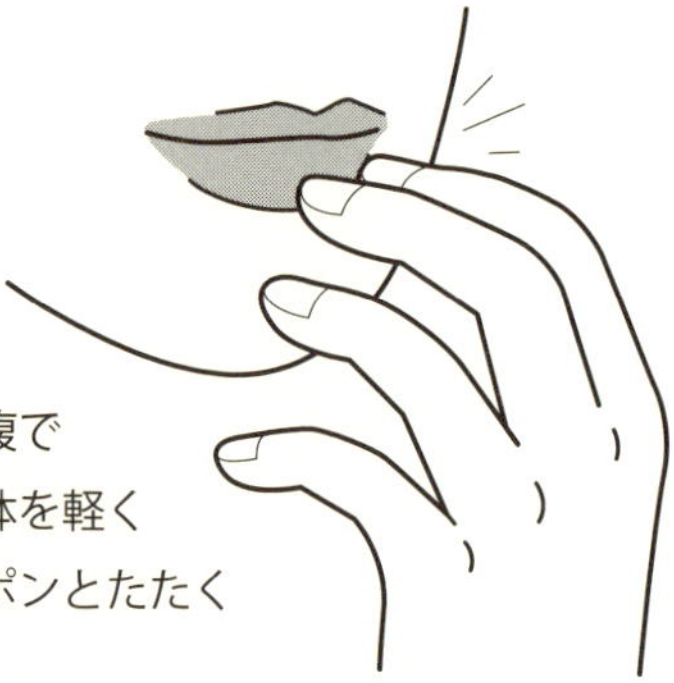

指の腹で
唇全体を軽く
ポンポンとたたく

唇をつまんでマッサージ

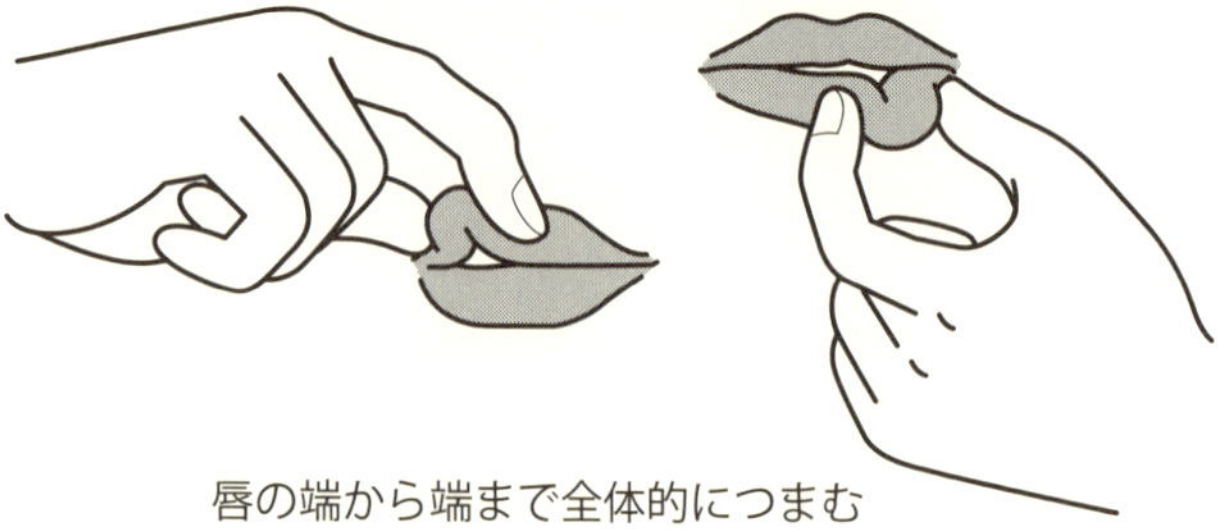

唇の端から端まで全体的につまむ

笑いで横隔膜の筋肉を鍛える

しゃっくりをしたときに痙攣《けいれん》するのが横隔膜です。この部分の筋肉は息を吸い込むときに使われます。横隔膜の筋力が弱くなると、呼吸がしづらくなるだけでなく、逆流性食道炎が起こりやすくなります。嚥下障害の原因のひとつになることもあります。

横隔膜と口は離れていますから、一見関係なさそうに思われますが、横隔膜の筋肉を鍛えるには口の動きも関係しています。たとえば、口を大きく開けて笑うのは、横隔膜の筋力づくりにとても効果的な方法です。大きく口を開けて歌を歌うことも、横隔膜の筋力アップにつながります。

逆にいえば、横隔膜の筋力があるほど大声で笑ったり、楽しく歌を歌うことが多くなるでしょう。楽しみながら口の機能訓練ができているのです。

口の動きと体の関係で、とくに密接なのが体の姿勢です。中高年になると、背骨が曲がってくる人が増える傾向があります。この姿勢は気道を圧迫するので、呼吸が浅くなり、声が出にくくなります。その分、口を動かすことも少なくなり、口まわりの筋力低下につながります。

ですから、口の動きをよくして口の機能をアップさせるためには姿勢をよくすることも大事です。それには、背筋を伸ばした状態を保つために必要な腹筋や背筋などの筋肉の衰えを防ぐことが基本です。

拙著『60歳からはじめる寝たきりにならない超簡単筋力づくり』や『つまずく・転ぶで寝たきりにならない体幹筋づくり』の中でも中高年期に適した筋力づくりを紹介していますので参考にしてください。

病院でのケアも必要

「口の中を清潔に保つ」

「サルコペニアを防ぐために口の機能訓練をする」

この二つは自分で取り組める口のケアですが、病気や器官の損傷がある場合は、専門医の治療を受けることも必要です。

とくに次のような場合には、必ず専門医で診察・治療を受けてください。

◯歯の治療と義歯のケア

歯が折れたまま・歯が抜けたまま・入れ歯が壊れたままで放置していると、嚙む力が弱くなって食事が滞るだけでなく、他の歯にも負担がかかってきます。また、会話にも深刻な影響が出てきますし、嚙み合わせがよくないと体に力が入らず、転倒しやすくなります。もちろん見た目も、実際の年齢よりも老けて見えてしまいます。

食事に限らず、生活全体の質が落ちるので、早期のケアに取り組んでください。


義歯（入れ歯）が入っている人でも、合わない場合にはすぐに治療を受けるようにしましょう。義歯を外したままでいると、やはり筋肉や舌に悪影響を及ぼします。

○蓄膿症（慢性副鼻腔炎）

副鼻腔の炎症が慢性化し、膿がたまる蓄膿症を発症すると、頭痛や後鼻漏（鼻汁が喉に垂れてくる）、口臭、においを感じにくくなるなどの不快な症状が出てきます。そのほかに、口呼吸にもなりやすくなります。

耳鼻科で治療を受けるとともに、お口の中を清潔に保つ、やむを得ず

【歯が失われると…】

歯が失われると、顎関節周辺の筋肉や、舌などにも影響が生じる

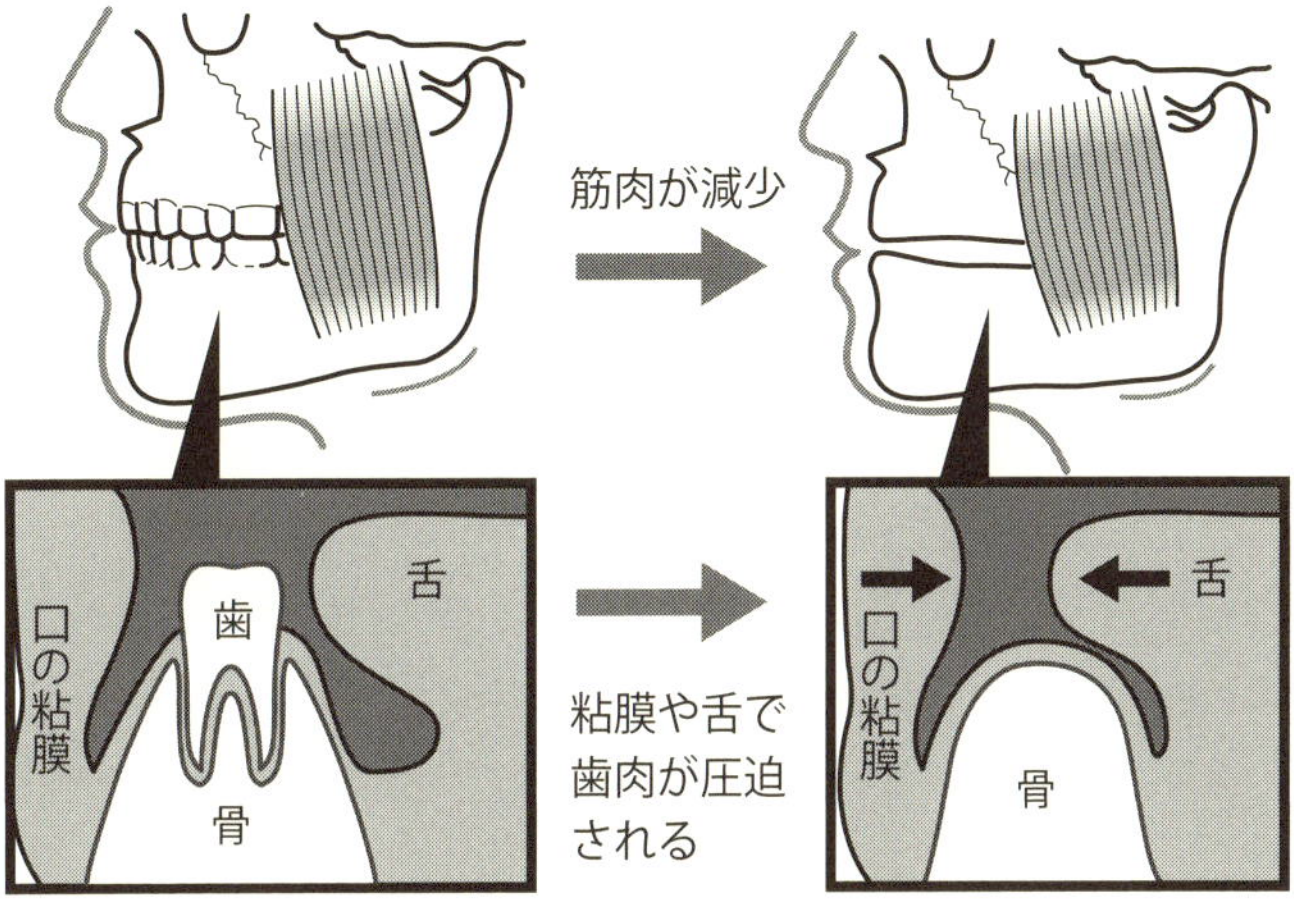

口呼吸をする場合にはマスクをするなど、他のトラブルを予防することも心がけましょう。

○逆流性食道炎

逆流性食道炎は、食道裂孔ヘルニアをはじめ、さまざまな原因が考えられますが、生活習慣を改めることによって予防や症状の改善が期待できます。深刻な症状がある場合は専門医の治療を受けながら、肥満を解消する、食習慣を改善するなど生活習慣の改善で対処していきましょう。

お口の太極拳などサルコペニア対

策のトレーニングも、逆流性食道炎には有効です。

○睡眠時無呼吸症候群

睡眠時無呼吸症候群は、単なるいびきではなく、睡眠中に呼吸が止まることでさまざまな病気を引き起こす原因にもなります。とくに、心血管系疾患や糖尿病などに及ぼす影響は深刻です。

専門的な治療とともに、肥満状態を解消する、眠る際の姿勢を変える、お口の太極拳で舌の筋肉を鍛えるといったことが予防や改善効果を高めるのに有効です。

医療機関では、専用の口腔内装置を使って、睡眠時の呼吸の改善を試みています。これにより「日中眠い」といった不快な症状が改善、「いびきがうるさい」などご家族の悩みが解消されることもあります。

元気なお口になる生活習慣、できるところから少しずつ

元気なお口を目指すために有効な生活スタイルをご紹介します。できるところから取り組んでください。どれもちょっとしたことですが、きっと効果を実感していただけると思います。

○朝起きたら、まずうがい

起床したら、まずうがいと歯磨きをしましょう。口をすすぐまでは唾を飲まないように気をつけます。この習慣を身につけるだけで、現在の体調不良の半分ほどは解消される可能性があります。

就寝中に口の中にたまったまま時間が経った唾液には、ホルムアルデヒドという発ガン物質が生じています。これが原因で食道炎、萎縮性胃炎、過形成性胃炎、鳥肌胃炎などを引き起こす可能性があるばかりか、長

期的には咽頭ガン、喉頭ガン、食道ガン、胃ガンの発生リスクを高めることにもなります。お酒を飲む人にはとくにおすすめします。

○食事のときはよく噛んで

食事の際には誤嚥を防ぐために、よく噛むことが重要です。そのためには、歯の不具合があれば放置せず治療しましょう。

口に食べ物を入れるときは、大きなものは小さく分けてから口に入れるようにしましょう。焦ってたくさんの量を一度に口に入れようとすると、喉に詰まらせたり、歯間に物を詰まらせたりする元にもなります。

すでにお話ししたように、よく噛むことは口まわりの筋肉を鍛えることにもつながります。唾液の分泌も活発になります。脳や神経、骨への刺激にもなり、認知症予防にもなります。

胃や腸に負担をかけずに食べ物を消化・吸収するうえでも、よく噛んで唾液と食べ物を混ぜ合わせることが大切です。とくに腸管フローラ（腸内の善玉菌）の活動には、唾液の助けが必要です。水を一口ずつ飲みながら食事を進めると、胃液を薄めずに食物の分解を助けることができます。

食事中の会話を楽しむことで、食欲が増進したり、口の機能が高まるといった効果も期待できるでしょう。

○服薬の前にまず水を一口

中高年になってくると持病が増え、食後に服薬する習慣がある人も多いことでしょう。粉薬が間違って気道に入り、むせてしまうことがありますが、これを防ぐには、薬を飲む前にまず一口水を飲み、喉を湿らせることです。

これは、水の表面張力を利用する方法です。乾いた喉には粉末がへばりつきやすく、一度へばりつくと後から水を飲んでもなかなか剝がれません。しかし、先に湿らせておき、続けて水と一緒に粉末を飲むと、スムーズに流れていきます。

きな粉をまぶした食べ物などを食べるときにもぜひ活用してください。同じ原理ですが、洗面台でうがいや歯磨きをするとき、あらかじめ水を流しておくと、唾液や痰、歯磨き粉などが洗面台にへばりつくことを防げます。

○歯磨きは最低でも15分

食後の歯磨きは念入りに行ないましょう。歯ブラシだけでなく、糸ようじなども使い、歯肉を傷つけないよう気をつけながら、汚れが残らないように丁寧に洗浄しましょう。丁寧に磨くと、あっという間に15分は経ってしまうはずです。

細かく歯ブラシを動かすのが苦手な人は、電動歯ブラシを活用するのもいいですね。

食事の前にしっかり歯を磨くことは、食事を美味しく食べるためには効果的な習慣です。口の中に汚れが残っていると口の中がネバついたように感じ、食べ物の味わいがはっきりしません。味の違いがわかると、きちんと歯を磨く習慣も身につきやすくなるでしょう。

○口から入った不要物はしっかり排便

お口の健康法についてお話ししてきましたが、入ってきたものは出さなければなりません。排便は意識的に毎日行なうようにしましょう。

人間は歴史上、長い期間、飢餓の時代を生き延びてきたため、私たちの体の尿管や腸は、排出しなかったものを再吸収して再利用しようとします。

それは飢餓の時代なら体に有効ですが、今のような飽食の時代には食べすぎたものは排出してしまったほうがいいのです。それが排出されずに再吸収されると、毒性の物質に変化したり活性酸素を発生させたりして細胞を傷つける働きをしかねません。食べすぎが原因で病気になる原因のひとつもそこにあります。

口から摂り込み、不要になったものはしっかり排泄することも大切です。「病は口から入ってくる」ということわざも、そのことを教えてくれています。

○食間は15分に一口、水を飲む

口内環境を整えるためには15分に一度、水を一口でいいので飲むのがおすすめです。口の中や食道の乾燥を防ぎますし、唾液の入れ替えにもなります。

○歯を噛み締めずにリラックス

知らずしらずのうちに力が入り、歯を噛み締めていることがあります。きちんと噛み合わせができることは大切ですが、力がかかったまま、ずっと噛み締めていると、肩こりをしたり、歯が損傷したり、歯並びに影響が出たりします。ときどき、歯を噛み締めすぎていないか、チェックしましょう。

○タバコやガムは控えて

口内環境の改善に取り組むのなら、ぜひ喫煙の習慣も見直してはいかがでしょうか。

禁煙をしても、口寂しいからと、口の体操になるからよかろうとガムを噛むのはあまり感心しません。何かを噛むことで気を紛らわせたいようならば、医療用のマウスピースや赤ちゃん用のおしゃぶりなどを使うのもいいかもしれません。

○テレビを見ながら家事をしながらお口の太極拳

先に紹介しましたお口の太極拳は、何かをしながらできる簡単な体操です。テレビを見ながら、洗い物や掃除、洗濯などの家事をしながらでもできますので、ぜひやってみてください。

ずっと同じ姿勢を続けて疲れたときに、伸びのついでに鼻から深呼吸をしたり、唾液腺のマッサージをするのもいいですよ。

ついでに背中、肩、首の筋肉も動かすと、口の炎症を防ぐ効果のあるアディポネクチンという健康ホルモンの分泌も活発になります。

○歌って笑ってトレーニング

カラオケで一人で歌うのもいいですが、仲間と一緒に歌うと、気分が高揚しますし、笑顔になります。自然に口が動いて機能アップにつながります。

私は歌うことによって脳波に変化があることを確かめ、テレビ番組でも放送されたことがあります（２０１３年）。

○寝たきりの人でも体を起こすと口の機能低下を防げる

寝たきりの人を介護している場合、ベッドを調整するなどして、一日一度は上半身を起き上がらせてください。この姿勢をとることによって横隔膜の動きが改善されますし、痰の排泄をしやすくなります。口も動かしやすくなります。

○外出時は口と鼻にマスクを

アレルギー体質の人は、花粉の季節に限らず、マスクをつけるといいでしょう。口を開けていると、アレルゲンが体に入りやすいからです。鼻には、保険で処方される「鼻マスク」といわれる軟膏をつけておくと、鼻の奥にアレルゲンが入り込むのを防ぐことができます。この「鼻マスク」軟膏は、私の発案で生まれたもので、すでに30年間処方されています。

アレルゲンとなる細菌が軟膏につくと、その力が低下します。体脂肪が多くなると、体細胞の代謝力が低下するのと同じ原理です。

○積極的に会話したり、歌ったりする

会話は楽しみながらできる絶好の口腔機能トレーニングです。あまり喋らないでいると、発語に関わる筋肉が衰え、歯と歯の間に皮膚が巻き込まれて噛みやすくなってしまいます。また、表情をつくる筋肉も衰え、顔から若々しさが失われていきます。

ですから、お口の健康に関しては「沈黙は最悪」なのです。

会話の機会が少ない人は、歌を歌ったり、早口言葉を練習したりと、積極的に言葉を発して表情をつくる機会をもってください。感情を込めて詩を朗読するなど、頭の体操を兼ねた趣味をもつのもいいですね。

会話をしたり、歌を歌ったりすると、歯を噛みしめることができません。歯に余計なストレスを与えることも防げます。

会話の際に一緒に空気を飲み込んでしまうと、ゲップの原因になり、逆流性食道炎の症状が起こりやすくなります。防ぐためには、鼻呼吸に努めること、食べ物を口に入れたまま喋らないことに気をつけてください。

○空気を飲み込まないようにする

じつは私が世界で最初に、胃カメラと胃透視レントゲン撮影によって証明したのですが、食道や胃にも空気は入り込んでいます。これは、口呼吸によって、または食事や会話のときに、空気を一緒に飲み込んでしまうことが原因です。

胃内部の空気の量が多いと、胃の中が乾燥して消化が悪くなりますし、免疫も低下します。逆流性食道炎にもつながります。

鼻呼吸に変えれば、それだけでも空気を飲み込む量は減ります。

○トイレに入るときは……

排泄は、体にとって不要なものや有害なものを排出することです。トイレでその有害なものを水で流すとき、飛沫が周囲に飛び散ります。それを口から吸い込んでしまわないよう、トイレは蓋をしてから水を流すようにしましょう。

外来の患者さんの口の中の細菌チェックをしたところ、尿や便の菌が検出されたことがあります。他の患者さんにも同じような現象がありました。

ですから、排泄前に一度水を流しておくのもおすすめです。こうすると、表面張力で汚れが流れやすくなります。

○お酒を飲んだら必ず歯を磨く

お酒を飲むことはストレスの解消に役立ちますが、体にとっては負担になります。アルコールの量はほどほどに。

とくにアルコールが口の中に残ったまま就寝すると、唾液の中にアセトアルデヒドが発生します。就寝前に必ず歯を磨くことでリスクを軽減できますから、ぜひ、お酒を飲んでそのまま寝てしまう、という習慣は改めてください。

○お酒、お茶、コーヒーはほどほどに

飲酒をすると尿量が増加するためトイレに行く回数が増えます。それは、アルコールの脱水作用で細胞の水分が奪われて尿量が増えるからです。細胞は萎縮し、代謝力は低下しますが、脳や肝臓、膵臓、腎臓などの萎縮硬化につながります。

じつはお茶やコーヒーにも脱水作用があるので、お茶は1日500ミリリットル、コーヒーは3杯までがいいとおすすめしています。

○就寝中のマスクで鼻呼吸に

口呼吸になりやすい人は、マスクをして寝ると口呼吸から鼻呼吸に切り替える助けになるでしょう。口の中の乾燥を防ぐためにも有効です。

○入れ歯は外して就寝

寝るときは、歯茎を休ませ、余計な雑菌の繁殖を防ぐためにも、入れ

歯を外すほうがいいでしょう。外した入れ歯は丁寧に洗い、雑菌の繁殖を防いでください。

○うつ伏せ寝で無呼吸対策

睡眠時無呼吸症候群の人は、うつ伏せで寝ると舌が気道を塞がないため、睡眠の質を改善できます。うつ伏せで寝るときは、気道を確保できるよう、中央にくぼみのあるうつ伏せ専用の枕を使ってください。

体を横に向けて寝ると、舌が横に流れて呼吸しやすくなりますが、疾患のある人は気をつけてください。心臓に疾患がある人は左側を向いて心臓を下に、肝臓に疾患がある人は右側を向いて肝臓を下にして寝るほうが楽な場合もあります。

喘息の人の場合は、横になると気道が狭くなるほか、唾液が気管に入り込んで喘息の発作が起きやすくなります。喘息の人は、唾液が気管に入り込まないよう、うつ伏せ寝のほうがいいでしょう。

うつ伏せに寝るときは、とくに枕やシーツなどの寝具が清潔であることが大切です。口からダニやホコリ、花粉などを吸い込まないようにするためです。

○室温・湿度は快適に

乾燥しすぎた部屋や寒すぎる部屋では、就寝中の鼻呼吸がうまくできない場合があります。冬なら16～19度、夏なら26度以下を目安に室温を調整するのが理想的です。

湿度については50％前後が快適に就寝できるといわれています。冬は加湿器を、夏や梅雨時は除湿機を使い、湿度も調節して快適に休んでください。

○ストレスをためない

過度なストレスは、歯ぎしりや噛み締めの原因になります。歯ぎしりはストレスの発散のために必要なのですが、歯がすり減る、歯並びや噛み合わせが悪くなるなどのダメージの原因にもなります。

過度なストレスをためないよう発散の方法を工夫するとともに、歯へのダメージを軽減する治療を歯科医などで相談してください。

○睡眠時無呼吸症候群の改善に有効な口腔内装置の利用も

睡眠時無呼吸症候群によるダメージを防ぐために、睡眠中に舌が気道を塞がないようにする専用のマスク装置があります。これはコンピューターでコントロールするものです。

睡眠時のいびきが大きい、睡眠時間は十分なはずなのに日中眠くなるなど、該当する症状が見られる場合には、専門医の診察を受け、この装置を活用してみてください。心臓病や高血圧症、糖尿病、肥満などの改善も認められています。

○口唇テープ

睡眠中の口呼吸を改めたくても、なかなかうまくいかない場合には、唇を閉じた状態で、専用のテープを使って封印してしまうのもひとつの方法です。かぶれの心配がない専用の「口唇テープ」も販売されているので、活用してみるのもいいでしょう。

ここに挙げたことを実践するには、長年の習慣を改める必要がありますから、始めても続けるのが難しいかもしれません。しかし、どれも簡単にできることです。ちょっと頑張って続けるだけで確かな健康長寿の土台をつくってくれます。

できることから取り組んでください。きっと効果を実感できるようになります。

コラム

「アディポネクチン」で口の中の炎症対策

「アディポネクチン」とは、褐色脂肪細胞から血液中に分泌されるホルモンです。エネルギー代謝に大きく関わっており、脂肪燃焼作用や血管修復作用などがあります。また、糖尿病や動脈硬化を予防、改善する働きやメタボリックシンドロームを予防する働きも期待されています。

そのため、このホルモンは別名「やせホルモン」とか「長寿ホルモン」などとも呼ばれています。全身の体細胞を活性化してくれるので、私は「健康ホルモン」と呼んでいます。

さまざまな働きが期待されるアディポネクチンですが、もうひとつ注目したいのが口の中の炎症を抑制する効果も期待できることです。

日本人の４割前後の人が遺伝的にこのホルモンの分泌が少ないとい

われていますが、それよりも肥満な人ほど、このホルモンの分泌が少ないことがわかってきています。

ところで、アディポネクチンが褐色脂肪細胞から分泌されるのなら、太っている人ほど分泌量が多いと思われるかもしれません。しかし、実際は、その逆です。褐色脂肪細胞からはよく分泌されますが、肥満によって増える白色脂肪細胞からは分泌されにくいのです。

ですから、アディポネクチンの分泌量の減少を防ぐには、食べすぎに気をつけること、高脂肪のものも食べすぎないようにすることです。

このアディポネクチンと似た働きをもつ物質としてオスモチンが注目されています。この物質を多く含む野菜はトマト、ジャガイモ、トウモロコシ、ピーマンなどです。果物はリンゴ、キウイ、ブドウ、さくらんぼ、などです。ただし、果物は食べすぎると内臓脂肪が増えてしまうので注意が必要です。

もうひとつ注目したいホルモンがあります。それは、骨から分泌されるオステオカルシンです。これは骨の形成に関わるホルモンですが、アディポネクチンの分泌を促進する働きももっていると報告されています。しかも、糖尿病を改善させるとともに、全身の体細胞を活性化する働きもあるといわれます。

有酸素運動をすることで脂肪が代謝され、アディポネクチンの分泌が促進されますが、骨も刺激されるのでオステオカルシンの分泌も促進されます。

私は、中高年の有酸素運動として軽めの筋肉運動をおすすめしています。とくに室内運動を続けることを提唱しています。アディポネクチンを分泌する細胞はとくに背すじの両脇に集まっているともいわれますから、肩や背中を動かしたり温めたりすることを意識して室内運動をするといいでしょう。

それだけで体の筋力づくりができますし、口の中の炎症を抑制してくれるアディポネクチンの分泌も促進されます。合わせて、「コツコツ骨叩き」もやれば、オステオカルシンの分泌促進にもなります。

死ぬまで元気で楽しく食べられる・話せる
最強の「お口ケア」

2017年4月28日　第1刷発行
2018年1月24日　第4刷発行

著　者———周東 寛

発行人———山崎　優

発行所———コスモ21
〒171-0021　東京都豊島区西池袋2-39-6-8F
☎03 (3988) 3911
FAX03 (3988) 7062
URL http://www.cos21.com/

印刷・製本——三美印刷株式会社

定価はカバーに表示してあります。

ISBN978-4-87795-352-2 C0030